U0273320

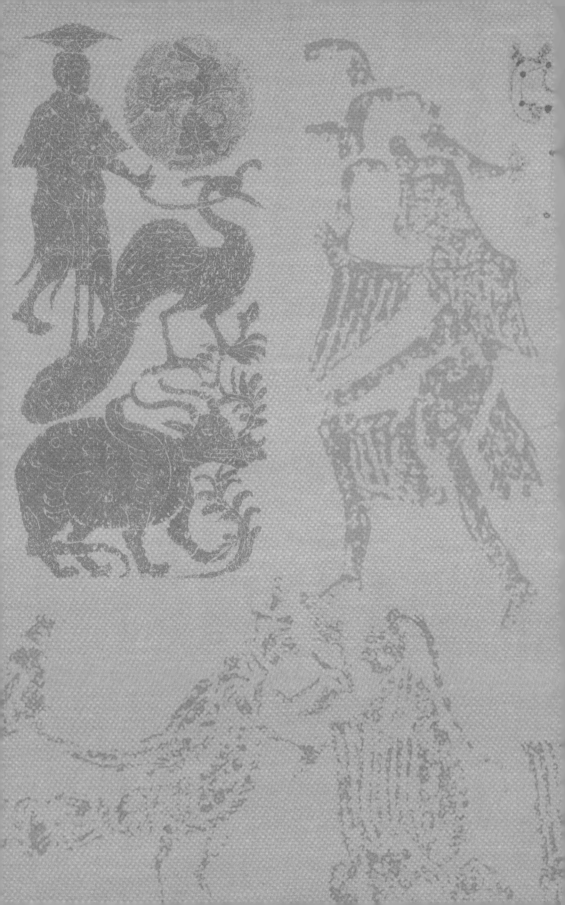

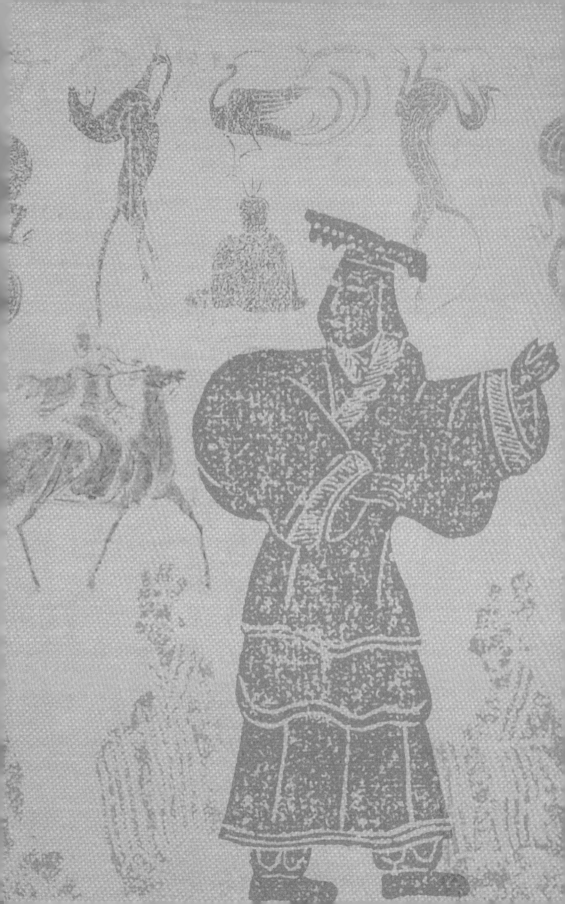

中国古医籍整理丛书

运 气 商

明·徐亦稚 撰

丁 媛 校注

中国中医药出版社

·北 京·

图书在版编目（CIP）数据

运气商/（明）徐亦稚撰；丁媛校注 .—北京：
中国中医药出版社，2016. 11（2022.8重印）
（中国古医籍整理丛书）
ISBN 978 - 7 - 5132 - 3171 - 8

Ⅰ.①运… Ⅱ.①徐… ②丁… Ⅲ.①运气（中医）—
研究 Ⅳ.①R226

中国版本图书馆 CIP 数据核字（2016）第 017635 号

中国中医药出版社出版

北京经济技术开发区科创十三街 31 号院二区 8 号楼
邮政编码　100176
传真　010 - 64405721
廊坊市祥丰印刷有限公司印刷
各地新华书店经销

开本 710×1000　1/16　印张 6.25　字数 40 千字
2016 年 11 月第 1 版　2022 年 8 月第 3 次印刷
书号　ISBN 978 - 7 - 5132 - 3171 - 8

定价　19. 00 元
网址　www. cptcm. com

服 务 热 线　010 - 64405510
购 书 热 线　010 - 89535836
维 权 打 假　010 - 64405753

微信服务号　zgzyycbs
微商城网址　https：//kdt. im/LIdUGr
官 方 微 博　http：//e. weibo. com/cptcm
天猫旗舰店网址　https：//zgzyycbs. tmall. com

如有印装质量问题请与本社出版部联系（010 - 64405510）
版权专有　侵权必究

国家中医药管理局
中医药古籍保护与利用能力建设项目
组织工作委员会

主 任 委 员 王国强

副 主 任 委 员 王志勇　李大宁

执 行 主 任 委 员 曹洪欣　苏钢强　王国辰　欧阳兵

执行副主任委员 李　昱　武　东　李秀明　张成博

委　　　　员

各省市项目组分管领导和主要专家

（山东省）武继彪　欧阳兵　张成博　贾青顺

（江苏省）吴勉华　周仲瑛　段金廒　胡　烈

（上海市）张怀琼　季　光　严世芸　段逸山

（福建省）阮诗玮　陈立典　李灿东　纪立金

（浙江省）徐伟伟　范永升　柴可群　盛增秀

（陕西省）黄立勋　呼　燕　魏少阳　苏荣彪

（河南省）夏祖昌　刘文第　韩新峰　许敬生

（辽宁省）杨关林　康廷国　石　岩　李德新

（四川省）杨殿兴　梁繁荣　余曙光　张　毅

各项目组负责人

王振国（山东省）　王旭东（江苏省）　张如青（上海市）

李灿东（福建省）　陈勇毅（浙江省）　焦振廉（陕西省）

蔡永敏（河南省）　鞠宝兆（辽宁省）　和中浚（四川省）

项目专家组

顾　问　马继兴　张灿玾　李经纬

组　长　余瀛鳌

成　员　李致忠　钱超尘　段逸山　严世芸　鲁兆麟
郑金生　林端宜　欧阳兵　高文柱　柳长华
王振国　王旭东　崔　蒙　严季澜　黄龙祥
陈勇毅　张志清

项目办公室（组织工作委员会办公室）

主　任　王振国　王思成

副主任　王振宇　刘群峰　陈榕虎　杨振宁　朱毓梅
刘更生　华中健

成　员　陈丽娜　邱　岳　王　庆　王　鹏　王春燕
郭瑞华　宋咏梅　周　扬　范　磊　张永泰
罗海鹰　王　爽　王　捷　贺晓路　熊智波

秘　书　张丰聪

前　言

中医药古籍是传承中华优秀文化的重要载体，也是中医学传承数千年的知识宝库，凝聚着中华民族特有的精神价值、思维方法、生命理论和医疗经验，不仅对于传承中医学术具有重要的历史价值，更是现代中医药科技创新和学术进步的源头和根基。保护和利用好中医药古籍，是弘扬中国优秀传统文化、传承中医学术的必由之路，事关中医药事业发展全局。

1949 年以来，在政府的大力支持和推动下，开展了系统的中医药古籍整理研究。1958 年，国务院科学规划委员会古籍整理出版规划小组在北京成立，负责指导全国的古籍整理出版工作。1982 年，国务院古籍整理出版规划小组召开全国古籍整理出版规划会议，制定了《古籍整理出版规划（1982—1990）》，卫生部先后下达了两批 200 余种中医古籍整理任务，掀起了中医古籍整理研究的新高潮，对中医文化与学术的弘扬、传承和发展，发挥了极其重要的作用，产生了不可估量的深远影响。

2007 年《国务院办公厅关于进一步加强古籍保护工作的意见》明确提出进一步加强古籍整理、出版和研究利用，以及

"保护为主、抢救第一、合理利用、加强管理"的方针。2009年《国务院关于扶持和促进中医药事业发展的若干意见》指出，要"开展中医药古籍普查登记，建立综合信息数据库和珍贵古籍名录，加强整理、出版、研究和利用"。《中医药创新发展规划纲要（2006—2020）》强调继承与创新并重，推动中医药传承与创新发展。

2003~2010年，国家财政多次立项支持中国中医科学院开展针对性中医药古籍抢救保护工作，在中国中医科学院图书馆设立全国唯一的行业古籍保护中心，影印抢救濒危珍本、孤本中医古籍1640余种；整理发布《中国中医古籍总目》；遴选351种孤本收入《中医古籍孤本大全》影印出版；开展了海外中医古籍目录调研和孤本回归工作，收集了11个国家和2个地区137个图书馆的240余种书目，基本摸清流失海外的中医古籍现状，确定国内失传的中医药古籍共有220种，复制出版海外所藏中医药古籍133种。2010年，国家财政部、国家中医药管理局设立"中医药古籍保护与利用能力建设项目"，资助整理400余种中医药古籍，并着眼于加强中医药古籍保护和研究机构建设，培养中医古籍整理研究的后备人才，全面提高中医药古籍保护与利用能力。

在此，国家中医药管理局成立了中医药古籍保护和利用专家组和项目办公室，专家组负责项目指导、咨询、质量把关，项目办公室负责实施过程的统筹协调。专家组成员对古籍整理研究具有丰富的经验，有的专家从事古籍整理研究长达70余年，深知中医药古籍整理研究的重要性、艰巨性与复杂性，履行职责认真务实。专家组从书目确定、版本选择、点校、注释等各方面，为项目实施提供了强有力的专业指导。老一辈专家的学术水平和智慧，是项目成功的重要保证。项目承担单位山东中医药大学、南京中医药大学、上海中医药大学、福建中医药大学、浙江省中医药研究院、陕西省中医药研究院、河南省中医药研究院、辽宁中医药大学、成都中医药大学及所在省市中医药管理部门精心组织，充分发挥区域间互补协作的优势，并得到承担项目出版工作的中国中医药出版社大力配合，全面推进中医药古籍保护与利用网络体系的构建和人才队伍建设，使一批有志于中医学术传承与古籍整理工作的人才凝聚在一起，研究队伍日益壮大，研究水平不断提高。

本着"抢救、保护、发掘、利用"的理念，该项目重点选择近60年未曾出版的重要古医籍，综合考虑所选古籍的保护价值、学术价值和实用价值。400余种中医药古籍涵盖了医经、基础理论、诊法、伤寒金匮、温病、本草、方书、内科、外科、女科、儿科、伤科、眼科、咽喉口齿、针灸推拿、养生、医案医话医论、医史、临证综合等门类，跨越唐、宋、金元、明以迄清末。全部古籍均按照项目办公室组织完成的行业标准《中医古籍整理规范》及《中医药古籍整理细则》进行整理校注，绝大多数中医药古籍是第一次校注出版，一批孤本、稿本、抄本更是首次整理面世。对一些重要学术问题的研究成果，则集中收录于各书的"校注说明"或"校注后记"中。

"既出书又出人"是本项目追求的目标。近年来，中医药古籍整理工作形势严峻，老一辈逐渐退出，新一代普遍存在整理研究古籍的经验不足、专业思想不坚定等问题，使中医古籍整理面临人才流失严重、青黄不接的局面。通过本项目实施，搭建平台，完善机制，培养队伍，提升能力，经过近5年的建设，锻炼了一批优秀人才，老中青三代齐聚一堂，有效地稳定了研究队伍，为中医药古籍整理工作的开展和中医文化与学术的传承提供必备的知识和人才储备。

本项目的实施与《中国古医籍整理丛书》的出版，对于加强中医药古籍文献研究队伍建设、建立古籍研究平台，提高古籍整理水平均具有积极的推动作用，对弘扬我国优秀传统文化，推进中医药继承创新，进一步发挥中医药服务民众的养生保健与防病治病作用将产生深远影响。

第九届、第十届全国人大常委会副委员长许嘉璐先生，国家卫生计生委副主任、国家中医药管理局局长、中华中医药学会会长王国强先生，我国著名医史文献专家、中国中医科学院马继兴先生在百忙之中为丛书作序，我们深表敬意和感谢。

由于参与校注整理工作的人员较多，水平不一，诸多方面尚未臻完善，希望专家、读者不吝赐教。

国家中医药管理局中医药古籍保护与利用能力建设项目办公室
二〇一四年十二月

许 序

　　"中医"之名立，迄今不逾百年，所以冠以"中"字者，以别于"洋"与"西"也。慎思之，明辨之，斯名之出，无奈耳，或亦时人不甘泯没而特标其犹在之举也。

　　前此，祖传医术（今世方称为"学"）绵延数千载，救民无数；华夏屡遭时疫，皆仰之以度困厄。中华民族之未如印第安遭染殖民者所携疾病而族灭者，中医之功也。

　　医兴则国兴，国强则医强。百年运衰，岂但国土肢解，五千年文明亦不得全，非遭泯灭，即蒙冤扭曲。西方医学以其捷便速效，始则为传教之利器，继则以"科学"之冕畅行于中华。中医虽为内外所夹击，斥之为蒙昧，为伪医，然四亿同胞衣食不保，得获西医之益者甚寡，中医犹为人民之所赖。虽然，中国医学日益陵替，乃不可免，势使之然也。呜呼！覆巢之下安有完卵？

　　嗣后，国家新生，中医旋即得以重振，与西医并举，探寻结合之路。今也，中华诸多文化，自民俗、礼仪、工艺、戏曲、历史、文学，以至伦理、信仰，皆渐复起，中国医学之兴乃属必然。

迄今中医犹为国家医疗系统之辅，城市尤甚。何哉？盖一则西医赖声、光、电技术而于 20 世纪发展极速，中医则难见其进。二则国人惊羡西医之"立竿见影"，遂以为其事事胜于中医。然西医已自觉将入绝境：其若干医法正负效应相若，甚或负远逾于正；研究医理者，渐知人乃一整体，心、身非如中世纪所认定为二对立物，且人体亦非宇宙之中心，仅为其一小单位，与宇宙万象万物息息相关。认识至此，其已向中国医学之理念"靠拢"矣，虽彼未必知中国医学何如也。唯其不知中国医理何如，纯由其实践而有所悟，益以证中国之认识人体不为伪，亦不为玄虚。然国人知此趋向者，几人？

国医欲再现宋明清高峰，成国中主流医学，则一须继承，一须创新。继承则必深研原典，激清汰浊，复吸纳西医及我藏、蒙、维、回、苗、彝诸民族医术之精华；创新之道，在于今之科技，既用其器，亦参照其道，反思己之医理，审问之，笃行之，深化之，普及之，于普及中认知人体及环境古今之异，以建成当代国医理论。欲达于斯境，或需百年欤？予恐西医既已醒悟，若加力吸收中医精粹，促中医西医深度结合，形成 21 世纪之新医学，届时"制高点"将在何方？国人于此转折之机，能不忧虑而奋力乎？

予所谓深研之原典，非指一二习见之书、千古权威之作；就医界整体言之，所传所承自应为医籍之全部。盖后世名医所著，乃其秉诸前人所述，总结终生行医用药经验所得，自当已成今世、后世之要籍。

盛世修典，信然。盖典籍得修，方可言传言承。虽前此 50 余载已启医籍整理、出版之役，惜旋即中辍。阅 20 载再兴整理、出版之潮，世所罕见之要籍千余部陆续问世，洋洋大观。

今复有"中医药古籍保护与利用能力建设"之工程，集九省市专家，历经五载，董理出版自唐迄清医籍，都400余种，凡中医之基础医理、伤寒、温病及各科诊治、医案医话、推拿本草，俱涵盖之。

噫！璐既知此，能不胜其悦乎？汇集刻印医籍，自古有之，然孰与今世之盛且精也！自今而后，中国医家及患者，得览斯典，当于前人益敬而畏之矣。中华民族之屡经灾难而益蕃，乃至未来之永续，端赖之也，自今以往岂可不后出转精乎？典籍既蜂出矣，余则有望于来者。

谨序。

第九届、十届全国人大常委会副委员长

许嘉璐

二〇一四年冬

王 序

　　中医学是中华民族在长期生产生活实践中，在与疾病作斗争中逐步形成并不断丰富发展的医学科学，是中国古代科学的瑰宝，为中华民族的繁衍昌盛作出了巨大贡献，对世界文明进步产生了积极影响。时至今日，中医学作为我国医学的特色和重要医药卫生资源，与西医学相互补充、相互促进、协调发展，共同担负着维护和促进人民健康的任务，已成为我国医药卫生事业的重要特征和显著优势。

　　中医药古籍在存世的中华古籍中占有相当重要的比重，不仅是中医学术传承数千年最为重要的知识载体，也是中医为中华民族繁衍昌盛发挥重要作用的历史见证。中医药典籍不仅承载着中医的学术经验，而且蕴含着中华民族优秀的思想文化，凝聚着中华民族的聪明智慧，是祖先留给我们的宝贵物质财富和精神财富。加强对中医药古籍的保护与利用，既是中医学发展的需要，也是传承中华文化的迫切要求，更是历史赋予我们的责任。

　　2010 年，国家中医药管理局启动了中医药古籍保护与利用能力建设项目。这既是传承中医药的重要工程，也是弘扬优秀民族文化的重要举措，不仅能够全面推进中医药的有效继承和创新发展，为维护人民健康做出贡献，也能够彰显中华民族的璀璨文化，为实现中华民族伟大复兴的中国梦作出贡献。

相信这项工作一定能造福当今，嘉惠后世，福泽绵长。

国家卫生和计划生育委员会副主任

国家中医药管理局局长

中华中医药学会会长

王国强

二〇一四年十二月

马 序

新中国成立以来，党和国家高度重视中医药事业发展，重视古籍的保护、整理和研究工作。自1958年始，国务院先后成立了三届古籍整理出版规划小组，分别由齐燕铭、李一氓、匡亚明担任组长，主持制订了《整理和出版古籍十年规划（1962—1972）》《古籍整理出版规划（1982—1990）》《中国古籍整理出版十年规划和"八五"计划（1991—2000）》等，而第三次规划中医药古籍整理即纳入其中。1982年9月，卫生部下发《1982—1990年中医古籍整理出版规划》，1983年1月，中医古籍整理出版办公室正式成立，保证了中医古籍整理出版规划的实施。2002年2月，《国家古籍整理出版"十五"（2001—2005）重点规划》经新闻出版署和全国古籍整理出版规划领导小组批准，颁布实施。其后，又陆续制定了国家古籍整理出版"十一五"和"十二五"重点规划。国家财政多次立项支持中国中医科学院开展针对性中医药古籍抢救保护工作，文化部在中国中医科学院图书馆专门设立全国唯一的行业古籍保护中心，国家先后投入中医药古籍保护专项经费超过3000万元，影印抢救濒危珍、善、孤本中医古籍 1640 余种，开展了海外中医古籍目录调研和孤本回归工作。2010 年，国家财政部、国家中医药管理局安排国家公共卫生专项资金，设立了"中医药古籍保护与利用能力建设项目"，这是继 1982~1986 年第一批、第二批重要中医药古籍整理之后的又一次大规模古籍整理工程，重点整理新中国成立后未曾出版的重要古籍，目标是形成并普及规范的通行本、传世本。

为保证项目的顺利实施，项目组特别成立了专家组，承担咨询和技术指导，以及古籍出版之前的审定工作。专家组中的许多成员虽逾古稀之年，但老骥伏枥，孜孜不倦，不仅对项目进行宏观指导和质量把关，更重要的是通过古籍整理，以老带新，言传身教，培养一批中医药古籍整理研究的后备人才，促进了中医药古籍保护和研究机构建设，全面提升了我国中医药古籍保护与利用能力。

作为项目组顾问之一，我深感中医药古籍保护、抢救与整理工作的重要性和紧迫性，也深知传承中医药古籍整理经验任重而道远。令人欣慰的是，在项目实施过程中，我看到了老中青三代的紧密衔接，看到了大家的坚持和努力，看到了年轻一代的成长。相信中医药古籍整理工作的将来会越来越好，中医药学的发展会越来越好。

欣喜之余，以是为序。

中国中医科学院研究员

马继兴

二〇一四年十二月

校注说明

《运气商》系明代徐亦稚撰。徐亦稚，生卒年不详，根据本书序跋等得知其字季孺，浙江杭州人，主要生活在明末。幼习儒学，后舍弃举业而研习《内经》，从书中运气治验十二则看，他不仅理论精湛，临床更有创悟，脉法、辨证均为上乘。他聪颖治文，夙好养生，又向佛学禅。其友人陈继儒在跋语中赞其"诗中有禅，禅中有诗"。当时书画家董其昌为他题写"愿寿"两字，他以此称书斋为"愿寿斋"。

本书仅存明崇祯七年（1634）刻本一部，藏于中国中医科学院图书馆。《中医古籍孤本大全》将其收入，于2009年影印出版。本次整理以《中医古籍孤本大全》的影印本为底本，具体整理方法如下：

1. 原书无句读，今采用现代标点方法标点。

2. 原书为繁体竖排，现改为简体横排。

3. 凡底本中字形属一般笔画之误，如日—曰、已—巳、候—侯等，以及因写刻致误的明显错别字，予以径改，不出校记。

4. 凡底本中古字、异体字，径改成通用规范简化字，不出校记。

5. 通假字，一律保留，并出校记说明。

6. 原书中模糊不清、难以辨认的文字，以虚阙号"□"按所脱字数补入，并出校记说明。

7. 对冷僻字词加以注音和解释。凡需注释的字词多次出现者，于首见处加注。

8. 凡中药名均采用现代通用的写法，如"梹榔"改为"槟榔"，"黄莲"改为"黄连"，"石羔"改为"石膏"等，不出校记。

9. 本书的四幅运气图已模糊不清，皆重新绘制，图表的框架结构照旧，但文字改以简化字，并出按语加以说明。

运气商弁言

　　或问：风有实乎？曰①：有。云有子乎？曰：有。是与冥陵胆、长河藻②、白凤肺、苍鸾血③同生而共育者也。太乙④之所服者，诸帝不得而与之；天游之所服者，地行不得而与之⑤。仙与不相代也，而况于人乎？常人之所服者，沉精、巨胜⑥而已。兰香⑦曰消磨可以愈疢⑧，此救之已败者也。未至而图之，则消磨之不逮⑨呼吸远矣。此季孺氏独尊五运六气之道。五运六气者，各有主有客，莫或淆乱，间气⑩临之，则明分野，此不易之经也。故曰淫则必郁，郁极乃发，以察其源，百不失一。然后燥者闰⑪之，伏者升之，结者散之，有不捷于桴鼓⑫者乎？人之迁也，情

----

　①　曰：原作"田"，形近而讹，据文义改。

　②　冥陵胆长河藻：传说中的太上之药。

　③　白凤肺苍鸾血：传说中的太上次药。苍鸾，即青鸾，传说中的一种神鸟。

　④　太乙：亦作"太一"，天神名，北斗之君。

　⑤　天游地行：皆指神仙，只是品位层次有别。葛洪《抱朴子内篇·论仙》引《仙经》将神仙分为三等：天仙、地仙、尸解仙。天游为巡天之神，地主为主地之神。

　⑥　沉精巨胜：皆为药名。巨胜，黑胡麻的别名。《神农本草经》："胡麻……一名巨胜。"

　⑦　兰香：一名茇，亦称山薄荷。此处泛指草药。

　⑧　疢：病也。

　⑨　逮：及也。

　⑩　间气：运气术语，间隔于司天和在泉左右的气。六气分治，在上者谓之司天，在下者谓之在泉，其余四气分司左右，称为间气。

　⑪　闰：通"润"，滋润。《素问·痿论》："阳明者，五脏六腑之海，主闰宗筋。"吴崑注："闰，润同。"《太素·五脏痿》作"润"。

　⑫　桴鼓：用鼓槌打鼓，喻疗效迅速，立竿见影。

主之。数之变也，气主之。情与人参，气与数参，稽之以五行，配之以五事①。金、木、水、火、土有旺衰也，燥、湿、寒、热、温有征验也，蚤②与暮有时也。而二竖③不能遁其情矣！虽然，陵阳子④春餐朝霞，夏食沆瀣⑤，此剂之极至者也。以视煮石蒸砂⑥，泽芝⑦山蓟⑧，犹其粗粗⑨者耳，而况紫丸赤药⑩，以及神楼振灵⑪之属，其治之不已晚乎！若夫斗酒片脯，冬之枣⑫，夏之雪，真儿童乎哉！是岂神农黄帝之本业也？故曰："蜕气之谓

① 五事：《书·洪范》："五事：一曰貌、二曰言、三曰视、四曰听、五曰思。"

② 蚤：通"早"。

③ 二竖：指病魔。《左传·成公十年》："公梦疾为二竖子。"

④ 陵阳子：即陵阳子明，道教神话人物。

⑤ 夏食沆瀣：道家进行四时气功导引的一种修炼方法。《楚辞·远游》王逸注引《陵阳子明经》："春食朝霞，朝霞者，日始欲出，赤黄气也。秋食沦阴，沦阴者，日没以后赤黄气也。冬饮沆瀣，沆瀣者，北方夜半气也。夏食正阳，正阳者，南方日中气也。并天玄地黄之气，是为六气。"

⑥ 煮石蒸砂：相传修道成仙之人煮石蒸砂以为食。

⑦ 泽芝：疑为泽泻的别名。《本草纲木·草部八》引《典术》云："泽泻……一名泽芝。"

⑧ 蓟：一说为草名。

⑨ 粗粗：大略。

⑩ 紫丸赤药：此指仙丹妙药。《列仙传》载："辄出紫丸赤药与之，莫不愈。"

⑪ 神楼振灵：即神楼散和振灵丸。《艺文类聚·灵异部上·仙道》引《汉武内传》："李少君，……遇安期生，少君疾困，叩头乞活，安期以神楼散一匕与服之，即愈。"又，引《十洲记》："聚窟洲，在西海中，洲上有大树，与枫木相似而材芳，华叶香闻数百里，名此为反魂……玉釜中煮取汁，更微火熟煎之，如饴，令可丸，名曰惊精香，或名之振灵丸，或名之为反生香。"

⑫ 冬之枣：枣的成熟期在秋季。《诗经·豳风·七月》："八月剥枣。"所以冬天的枣就如夏天的雪一样不切实际。

虚，蜕虚之谓道①。"不见物之保恋者，物无能滑②吾长，此皆制之于未乱者也。得季孺之意而存之，可以长世，可以佐明主。岂独为尸毒之人施汗漫③之术哉。

甲戌秋日东郡白楹书于松巅阁

---

　　① 蜕气……蜕虚之谓道：《亢仓子·全道篇》："蜕地之谓水，蜕水之谓气，蜕气之谓虚，蜕虚之谓道。"《说文》："蜕，蛇蝉所解皮也。"

　　② 滑：乱，扰乱。

　　③ 汗漫：渺茫不可知。《淮南子·道应训》："吾与汗漫期于九垓之外。"高诱注："汗漫，不可知之也。"

运气商叙

《素问》一书为上根器人①作，仍须上根器人读。中材暗②于大道，闻见莫承。师友与之言运气间感受诸说，正如爱居骇钟鼓，闽犬惊霏雪③。即或窃闻，亦仅仅扪烛揣光，扣盘猜日④者耳，犹得云医哉！医以三指寄人死生，旋以寸灵通契天地。人受天地之常气以生，感天地之变气而病，变气本能杀物，矧⑤昧于变气者乎！且夫变气之中互有胜复，天地不能自权舆⑥，五行颠倒为耦配。浅触则浅病，深触则深病。生死转关，呼吸医手，故圣则仙，化则神。仙如郭璞、葛洪、思邈、扁鹊、华佗、陶隐居诸人，种种不能更仆⑦；神如大医王⑧、轩辕帝、俞跗、岐伯、雷公诸人，尤未易殚述⑨。自《素问》书出，而运气间气之说兴，自后贤继起，而运气间气之说阐弗尽阐。季孺乃始割弃举业⑩，研究《内经》，而作是《商》。浅人类以青

---

① 上根器人：佛家语，泛指天资、才能极高的人。

② 中材暗：中材，中等才能，此处疑为作者自称；暗，不知晓。

③ 爱居……闽犬惊霏雪：皆形容违背本情，无所适从。爱居，海鸟名。

④ 扪烛……扣盘猜日：比喻认识片面，没有抓住事物的本质。典出苏轼《日喻》。

⑤ 矧（shěn 沈）：况且。

⑥ 权舆：萌芽，新生。

⑦ 更仆：形容多，数不胜数。

⑧ 大医王：指佛、菩萨。佛、菩萨善能分别病相、晓了药性、治疗众病，故以"大医王"喻称之。

⑨ 殚述：详尽叙述。

⑩ 举业：指应科举考试。

紫①为季孺惜，季孺弗顾也，曰：余为诸贤圣善继述云尔。虽然，吾道自邹鲁②后，仲舒、王通、濂、洛、关、闽③诸子修其绪④。医自曩⑤所称诸贤圣后，指不几屈⑥。今天生季孺，质颖心灵，上参碧落⑦，下彻黄泉，中穷性命。风雨晦冥，不知凡几历阅，而《运气商》始成。夫运气既有定位，间气亦可推算，何必更商。噫嘻！此季孺不敢自执以误后人之执，如《商》所云拘司天之说，而未明间气之变化者也。今季孺已深悉其变化，后之读季孺《商》者，请更变化季孺之变化，则治验征应诸说不过为季孺之刍狗⑧。而学人亦慎弗好叶公之龙，则扣盘扪烛尽可扫却，钟鼓闽雪时习见闻，何中材不可跻上根器哉！此季孺渡江计⑨也，谓《素问》功臣可矣！至诗哦禅寂⑩，吾直谓季

① 青紫：古时公卿绶带之色，指代高官显爵。

② 邹鲁：借指孔孟。鲁是孔子的故乡，邹是孟子的故乡。

③ 仲舒王通濂洛关闽：皆为儒家的代表人物。仲舒，即董仲舒，西汉思想家，提出了天人感应、三纲五常等重要儒家理论。王通，隋代教育家，被称为"隋末大儒"。濂，指濂溪周敦颐，北宋著名哲学家，是学术界公认的理学派开山鼻祖。洛，指洛阳程颐、程颢，二人为嫡亲兄弟，都曾就学于周敦颐，并同为宋明理学的奠基者，世称二程。关，指张载，家居关中，北宋哲学家，理学创始人之一；程颢、程颐的表叔，理学支脉——关学创始人。闽，指朱熹，曾讲学于福建考亭，世称朱子，是孔子、孟子以来最杰出的弘扬儒学的大师，闽学派的代表人物。

④ 绪：指前人未竟之功业。

⑤ 曩：从前、过去。

⑥ 指不几屈：形容数目很少。

⑦ 碧落：道教语，天空。

⑧ 刍狗：古代祭祀时用草扎成的狗，后用以比喻微贱无用的事物或言论。

⑨ 渡江计：疑指达摩一苇渡江。此处有"四两拨千斤"之意，谓用智慧使中材之人变成"上根器"，巧妙地化腐朽为神奇。

⑩ 哦禅寂：哦，吟咏；禅寂，佛教语，释家以寂灭为宗旨，故谓思虑寂静为禅寂。

孺之骈枝①，正不必借禅寂悟商，反多一番葛藤②。

钱塘沈自成性之甫题

---

① 骈枝：比喻多余无用的东西。
② 葛藤：枝蔓。喻事物纠缠不清或话语噜苏繁冗。

叙运气商

长夏取《素问》以来诸医家书读之，可谓征变备能①事尽矣。独运气之说未有大畅岐黄之旨者。吾友徐君季孺，少年英妙②，深入理窟③，于诸书无所不读，于名贤无所不参究④。久之，彻悟阴阳秘密呼吸，与人身流行关切处，时证时验，别主客之势，晰乘除⑤之端，确然信其不诬也。季孺直发前贤未尽发者，比其功于岐黄之门，当在性道⑥一科矣。以余观化权所合，司天司泉⑦所分，纪岁纪步⑧所异，主则有定，而客为之权。究以不定之客御不定之主，迁流⑨可畏，造化为人客，人又为造化客，谬认脏腑是我主，岂知已为运气推之而往。天地者，万物之上下；左右者，阴阳之道路。详味斯言，

① 征变备能：征，验证；变，变通；备，齐备；能，兼备。
② 英妙：指年少而才华出众的人。
③ 理窟：指义理的奥秘。
④ 参究：参验考究。
⑤ 乘除：指消长盛衰。
⑥ 性道：指人性与天道。
⑦ 司天司泉：即司天在泉，为运气术语。司天定居于客气第三步气位，统主上半年气候变化的总趋向；在泉定居于客气第六步气位，值管下半年气候变化的总趋向。
⑧ 纪岁纪步：纪岁，即干支纪年；纪步，指运气中"五运五步法"，"六气六步法"。
⑨ 迁流：变化。

有感而动，即为隔阂①，则季孺虽自云尚略于内伤调摄诸法，然已莫悉于斯矣。

同邑吴太冲书②

---

① 阂（è 饿）：阻塞。
② 吴太冲：字默真，浙江海宁人，迁居钱塘。崇祯四年进士，官至右春坊右中允，入清不仕，后为僧。

凡 例

是编惟在发明运气一说，故于内伤七情调摄之法全缺，然非无葆持元气之长。盖欲专弘一门，理难两全，且诸书于补益之法，阐明殆尽，惟气化之理未明，故今偏举。

是编惟撮其要，运气之理在经文甚详。穷天地之玄奥，阴阳之变合，风、火、暑、湿、燥、寒之屈伸摩荡①。故其阐扬病机，发明治法，亦宏博而条畅。然学者正以其浩繁而难入，玄渺而近迂，使至道不行于世。今明之以至简至易，人皆得而知之，则由浅入深，庶于救世之苦心少②有补云。

是编秖谭③病机，不存方药。盖以仲景、河涧④、节庵⑤诸书，其立方不啻详备，习是业者固已熟之胸中，奚繁重赘。况用古人成方，尚当揆之以理，参之以时。至辛热之剂更当详审，以客邪热化居二而寒化一也。治寒之剂以辛温药为当，抑理甚

---

① 摩荡：变化交替推移。

② 少：稍也。

③ 秖（zhǐ 止）谭：只谈。

④ 河涧：即河间，刘完素，字守真，号河间居士，金元四大家之一，寒凉派的创始人，著有《素问要旨论》《宣明论方》等。

⑤ 节庵：即陶华，明代医家，字尚文，号节庵，明余杭人，著有《伤寒六书》。

圆而方则局。惟明者自能变通，此不过蒭荛①之谫陋②，高明者勿以狂瞽③见诮。幸甚！幸甚！

---

① 蒭荛（chúráo 除饶）：指普通百姓的浅陋言辞，也用作讲话者的谦词。

② 谫（jiǎn 剪）陋：浅薄。

③ 狂瞽：愚妄无知，多用作自谦之辞。

目 录

运气图 凡四则

主运图

每运各主七十三日零五刻总五运之数则三百六十五日二十五刻共成一岁谓之主者年相同故。

甲丙戊庚壬阳年起太角乙丁己辛癸阴年起少角盖主运皆以木为初运相生为序以次而推。

---

① 前集：原书无，据目录补。后集同。

客运图

客运者亦以相生为序。如甲已年以土为初运。土生金则金为二运。以次而推。

南政者司天之气居北极之上。而面南以东北为左间。西北为右间。以土居中位。有君象故。

北政者司天之气居南极之上。而面北以西南为左间。东南为右间。以余四傍列有臣象故。

周子太极图云。阳变阴合。而生水火木金土。五气顺布。四时行焉。盖水土火金木。物生谓之化。物极谓之变。变化不测谓之神。甲阳木配己阴土。而化土运之甲己。乙与庚合。而化金运。丙与辛合。而化水运。丁与壬合。而化木运。戊与癸合。而化火运。乙阴木配乙庚阳金。而化金运等。是矣。

阳变阴合

北 运初为火 政北

运初为土 政南

运初为金 政北

运初为水 政北

年癸戊　年己甲　年庚乙　年辛丙　年壬丁

主气图

故谓之主 万载不移

逐年迁变 故谓之客

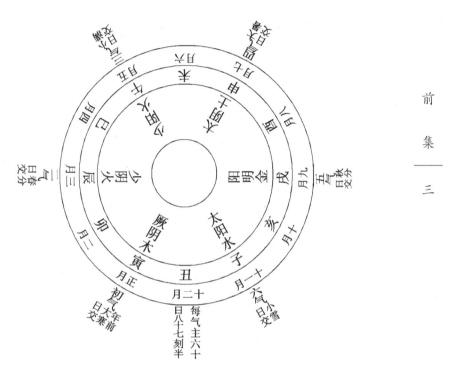

客气图

客气法子年从戌上起
初气顺数至亥为二气。
逢三气便是司天至第
六卯上为在泉次年则
退一位而推如丑年则从
亥上起初气，其司天者从
子上起初气。寅年则子从
年岁支如子年子即司
天，丑年丑即司天是矣

间气之法以司天为主如
子为司天则顺数至丑为
司天左间之气逆数至亥
为司天右间之气。又卯为
在泉亦顺数至辰戌寒水
为在泉左间之气至寅为
在泉右间各随其风火暑
湿燥寒之化而占候也

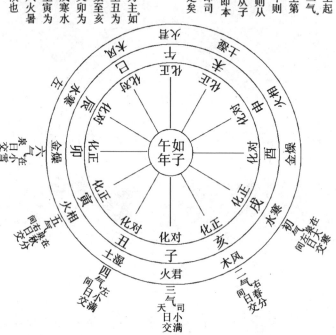

运气说 凡七篇

运气概略说

《素问》一书为医家坟典①，自古明哲莫不宗尚②，以成令名③。而其间最吃紧、最神妙者，莫若五运六气诸篇，其阐发天时日月风雨晦明，阴阳消长之理，及夫气候之盛衰，岁功④之丰俭，庶物⑤之生息，民病之繇从⑥，莫不备载。故运气不可一日废讲者，今姑略言之。盖运气者，合十干为五运，配十二支为六气。爰自太极立而阴阳分，阴阳分而五行生，六气顺布而四时成焉。故甲与己合而化土运，丙与辛合而化水运，乙与庚合而化金运，丁与壬合而化木运，戊与癸合而化火运，此合十干而成五运也。子午年君火司天，丑未年湿土司天，寅申年相火司天，卯酉年燥金司天，辰戌年寒水司天，巳亥年风木司天，此配十二支而成六气也。惟运与气错综而成，六十年甲子一周。虽司天有统主一年之说，其实的主五月六月第三气而已。今世泥着古语，而辄以一年之气全属司天，此实非也。何

---

① 坟典：三坟、五典的省称，后转为古代典籍的通称。
② 宗尚：推崇，效法。
③ 令名：指好的名声。
④ 岁功：指一年农事的收获。
⑤ 庶物：指万物。
⑥ 繇（yóu 由）：通"由"。《汉书·循吏传序》："及至孝宣，繇仄陋而登至尊。"颜师古注："繇与由同。"

则？盖每岁仍有六气，以循四时，迭为虚实。故初气起自大寒日，二气起自春分日，至小满正属司天三气主之，四气起自大暑，五气起自秋分，至小雪之终气方属在泉所司。每一气各主六十日有奇，以知司天惟主三气也。然六气中则又有主气、客气之分。主气者，初气属风木，二气属君火，三气属相火，四气属湿土，五气属燥金，六气属寒水，以相生为序，一定而不移者，故谓之主。客气亦有六，但随每年司天之气迁转而无定，故谓之客。而主气之化，如春温、夏热、秋凉、冬寒者是也。客气则或春应温而反凉，夏应热而反寒，秋应凉而反温，冬应寒而反热。此则由逐年客气加临主气之上①，而为灾、为祥、为丰、为俭者也。其气运之理虽有成法，其淫胜之变而为病，则在明者察气化端倪既露之余，以揣摩消息为之处方调剂，不使有亢害而致夭札者，庶几可言医矣！先贤有云：不明五运六气，检遍方书何济？旨哉言乎！

运气间气说

间气者，即风、火、暑、湿、燥、寒之六气也。但位乎天之上者，名曰司天。位乎地之下者，名曰在泉。其余四气分布四隅，与司天在泉之气相间而立，因名间气。若约分野而言，如子午年北政少阴君火司天，位于穹霄②之

---

① 客气加临主气之上：即"客主加临"，轮转客气加在固定的主气上。
② 穹霄：高空。

上；左之间气为太阴湿土，位于西南；右之间气为厥阴风木，位于东南。本岁阳明燥金之气，在泉位于地脉之下；则亦有左之间气为太阳寒水，位于东北；右之间气为少阳相火，位于西北。今聊试举一隅而推之。如本年厥阴风木居东南，下应两浙八闽①，故其地多有风雨浸淫之害，此明属间气为崇也。又约时而论之，亦以子午年为例，而本年司天之气惟主小满后第三气，所云在泉者主小雪后第六气，其余时候皆属间气所司。故初之间气乃太阳寒水，起自大寒日至春分止；二之间气厥阴风木，起于春分日至小满止；四之间气太阴湿土，起于大暑日至秋分止；五之间气相火，起于秋分日至小雪止。然则四气之寒化、风化、雨化、热化之为病，皆属间气主之。故知有以司天之气统主一年之说，是于间气未明也。尝见有江南亢旱、江北久霖者，岂司天气化能齐四方之气归于一政乎？此予所以明间气加临，当随其分野而占旱涝、灾异、民病等变，兼之随时迁代以稽之，斯无忒②矣。张子和所云："病如不是当年气，看与何年运气同，便向某年求活法，方知都在《至

---

① 两浙八闽：两浙，指今浙江和江苏太湖周围及其以东地区，即唐浙江东道、浙江西道与宋浙江东路、浙江西路的合称；八闽，福建省的别称，福建省在元代分福州、兴化、泉州、漳州、建宁、延平、汀州、邵武八路，明改为八府，所以有八闽之称。

② 忒：差错。

真》①中②。"此则拘于司天之说，而于间气未明其变化耳。夫病不求当年之气，顾向某年求之耶？更当参以五运郁复之化，而天时民病之理始备也。明者亟须辨之。

运气病机说

详夫气化之为病，即淫胜郁复之理而求之也。五运之太过曰淫，六气之有余曰胜。然淫则必郁，胜则必复，此天道盈虚消息之理也。察淫胜之常变，明郁复之屈伸，而民生受病之因于斯得矣。今则概而论之。夫五运以甲、丙、戊、庚、壬为阳，为太过之年；乙、丁、己、辛、癸为阴，为不及之年。惟太过而不务其德，有淫泆③之志焉，故谓之淫。然淫则必郁，郁极乃发，如水发而雹雪，土发而飘骤④，木发而毁折，金发而清明⑤，火发而曛昧⑥，皆郁发之象也。六气则有相胜之道焉。或间气反胜司天，或间气互相克胜，故谓之胜。然胜必复，如木胜侮土，至秋金旺，金为土子，为母复仇。夫亢极之木遭报复，强金而胜，气乃平。此亦承制之理也。其气化之为病，亦略例明

---

① 至真：即《素问·至真要大论》。

② 病如……方知都在至真中：语见《儒门事亲》卷十四"运气歌"。

③ 淫泆（yì逸）：过分，满溢。

④ 飘骤：暴风骤雨。《素问·五常政大论》："其变震惊，飘骤崩溃。"王冰注："飘骤，暴风雨至也。"

⑤ 清明：冷肃。《医宗金鉴·运气要诀》注："金发之征，微者为燥，甚为清明。清明，冷肃也。"

⑥ 曛昧：昏暗。

之，如岁木太过，风气流行，脾土受邪。民病飧泄①食减，体重烦冤②，肠鸣腹支满，甚则忽忽③善怒，眩冒巅疾。岁火太过，炎暑流行，金肺受邪。民病疟，少气咳喘，血溢血泄注下，嗌燥耳聋，中热肩背热，甚则胸中痛，胁支满胁痛，膺背肩胛间痛，两臂内痛，身热骨痛而为浸淫。岁土太过，雨湿流行，肾水受邪。民病腹痛，清厥，意不乐，体重烦冤，甚则肌肉痿，足痿不能行，饮发中满食减，四支不举。岁金太过，燥气流行，肝木受邪。民病两胁下少腹痛，目赤痛眦疡，耳无所闻，甚则喘咳逆气，肩背痛，尻阴股膝髀腨④胻⑤足皆病。岁水太过，寒气流行，邪害心火。民病身热烦心躁悸，阴厥上下中寒，谵妄心痛，甚则腹大胫肿，喘咳，寝汗出憎风。此举五气之太过，而例明之也。夫欲知郁复之详，具见《素问·天元纪大论》等篇，文繁不赘。然经亦曰："知其要者，一言而终。不知其要，流散无穷。此之谓也。⑥"惟气运有淫胜之变，而民病因之以生，故予谓即病机之源不可不究心焉

九

---

① 飧（sūn 孙）泄：中医病名。指大便泄泻清稀，并有不消化的食物残渣。
② 烦冤：《医宗金鉴·运气要诀》："飧泄食减腹支满，体重烦冤抑气升。"注："烦冤者，谓中气抑郁不伸故也。"
③ 忽忽：失意貌。
④ 腨（shuàn 涮）：小腿肚子。
⑤ 胻（héng 恒）：胫骨上部。
⑥ 知其要者……此之谓也：语见《素问·至真要大论》。

者！诚能熟玩《内经》旨趣，则其理自明矣！然予特弄引①之言，岂能尽圣贤底蕴哉？尊生者惟博古而验今，则自有入道之机缘在也。

运气感受说

历考诸名公方书，其论六淫客邪之病机，与夫淫胜郁复之治法，非不详且尽矣。第②于感受之旨，犹未发明，即如张仲景《伤寒论》祗③曰：冬令天道严寒，最成杀厉之气，触冒之者，乃名伤寒④。下到刘守真之《直格》⑤，陶节庵之《六书》⑥ 等皆仍⑦其说，或稍益之。曰：风寒之初中人也，先入皮毛，以次而及于藏府。不过如斯而已。从未有直指其受病之源果从何感通，从何承受者。及读《内经》诸篇而恍然有得焉。经曰：天气通于鼻，地气

① 弄引：是一种写作手法。谓有一段大文字，不好突然便起，且先作一段小文字在前引之。

② 第：原作"苐"，"第"之俗字，相当于只是。

③ 祗（zhǐ 止）：副词，相当于"只"。

④ 冬令……乃名伤寒：语出《伤寒论·伤寒例》："冬时严寒，万类深藏，君子固密，则不伤于寒，触冒之者，乃名伤寒耳。"

⑤ 《直格》：即《伤寒直格》，又名《刘河间伤寒直格方论》。

⑥ 《六书》：即《伤寒六书》。

⑦ 仍：因袭。

通于口①。又曰：人之五脏十二节，皆通乎天气②。故呼出心与肺，吸入肾与肝。由此观之，人得天地之气以生，而呼吸与之相应，故六气之变也。而病从此受之，第人游于气化之中，相忘而不觉也。又经云："天食人以五气，地食人以五味③。"夫既食味于地，宁不食气于天。惟味有形，而气无形。或闻者未必能深信耳。然其旨出自岐黄，但前贤未之阐发，遂使后人莫知趋避。设吾侪不究心于此，则于感受处既不悉其源，而于投剂时又乌能中其的耶？使知邪由口鼻而受，则知病多从肺胃而生。故麻黄汤为治寒之剂，然皆泄肺之药，奚必曰太阳？白虎汤为治暑之方，实乃清胃之品，何关于相火？凡同志之士，不以予言为赘而稍留神焉，则思过半矣！惟体薄者遇寒不谨，则有寒伤形之理，不在通感之例也。明者鉴之。

运气合脉说

夫气化感通之理，与夫呼吸受病之源，予固备考经文，而参以臆见④，亦辩之详且审⑤矣！今再以六淫为病

---

① 天气……地气通于口：语出《素问·阴阳应象大论》："天气通于肺，地气通于嗌。"
② 人之五脏……皆通乎天气：语出《素问·生气通天论》："夫自古通天者，生之本，本于阴阳。天地之间，六合之内，其气九州、九窍、五脏、十二节，皆通乎天气。"
③ 天食……地食人以五味：语见《素问·六节藏象论》。
④ 臆见：主观的看法。
⑤ 审：小心谨慎。

之脉合而论之，则其理为益明焉。盖尝考诸王氏《脉经》及诸子方书皆曰：左手人迎之脉大三倍于气口，则为外感；右手气口之脉大三倍于人迎，则为内伤。然予之究心是业者，亦几三十年于兹矣！每见六气客邪之脉多旺于右，而与《脉经》之言相违，其故何也？盖由天气通于鼻，地气通于口。而口鼻者，肺胃之外候也。邪既由斯而入，则脉自独现于右，以肺胃之脉候于右关之前故耳。惟感受者如此，则其脉之违于左者，理使然也。又乌足为怪哉！今特表而出之，庶几临症临脉灼然①无疑情矣！大抵客邪之病，以脉浮者为在表，故不必以左手候外感之说为拘也。第风寒湿症之脉类多浮弦紧，火暑燥症之脉类多浮洪大为异耳。高明愿教正焉！

运气明症说

尝推客邪之为病，感通于一呼一吸之间，确乎其不可移易者，故其为症多于肺胃而见焉。盖阳明之脉挟鼻，而肺之脉循胃口，又手阳明与手太阴为表里，故其感邪而为病，亦常相因而同时。经曰："五气入鼻，藏于心肺。心肺有病，而鼻为之不利也②。"此圣教之有据者，是故客邪之先入肺者，多鼻塞、咳嗽、喘急、胸满、皮毛振振畏寒，热浮于肤腠之上。而凡先入于胃者，多呕吐，多渴、

---

① 灼然：明显貌。
② 五气入鼻……而鼻为之不利也：语见《素问·五脏别论》。

胀满、饮食不化、舌胎、斑疹、鼻衄诸症。由此而知，邪从太阳经入者什一①，从肺胃入者什九。此予考之经文，验之人事，乃于日用操历②处得之，盖亦有年矣，能自信而无疑者。其感通之理则有二焉：一则由于气虚。经曰："邪之所凑，其气必虚③。"又曰：不足而往，有余乘之④。先儒亦曰：天道常于不足处行去是也。二者因素有内热者，于热火之气化，则有感通之理而受病焉。如阳燧⑤取火，方诸⑥取水，内热与客热相符，同气相求，则病亦从缘而生矣。凡热燥之化盛行，则有热伤风之症，及痧疹俗名醋⑦子之疾，皆肺胃同病者也。其症多咳嗽，多喘，多嚏，属肺；多呕吐，多泻，多挟斑，属胃。此于症有明验者，今皆治肺而略胃，惟缪仲醇先生始言胃，然又不发明气化，亦阙典也。夫知邪因气虚而凑泊⑧，而知养生者，贵乎调摄矣！经谓："虚邪贼风，避之有时。起居有节，不妄作劳，故能形与神俱，而长有其天年⑨。又曰："恬淡

---

① 什一：十分之一。
② 操历：实践应用。
③ 邪之所凑其气必虚：语见《素问·评热病论》。
④ 不足而往有余乘之：语出《素问·天元纪大论》："不足而往，有余从之。"
⑤ 阳燧：古代以日光取火的凹面铜镜。
⑥ 方诸：古代在月下承露取水的器具。
⑦ 醋：疑当为"瘄"，疹子。
⑧ 凑泊：聚合，停留。
⑨ 虚邪贼风……而长有其天年：语出《素问·上古天真论》。"长有"《素问》作"尽终"。

虚无，真气从之，精神内守，病安从来①。"此之谓也。

运气用剂说

夫用剂之道，治寒以热，治热以寒，微者正治，甚者从治，此《内经》之法也。故燥化也而投润剂，湿化也而投燥剂，热化也而投辛凉辛寒之剂，寒化也而投辛温辛热之剂，暑化之制法类乎热，风化之制方类乎寒，此六淫之大纲也。至如燥令也，忽有连宵②之雨湿感疾者，不妨用燥剂以祛湿。热令也，俄有浃旬③之阴寒受病者，宜远乎寒凉之品矣。故宵旦昼昏之间，风雨晦明之变，亦皆当占候④而为方。故曰雪霜凛冽，总是寒威；酷热炎蒸，皆为暑类。岂必大寒节至方用麻黄，三伏时来而后投香薷者哉！又如六淫者，风、火、暑、湿、燥、寒是也。谓之客邪，则均属外感，故不惟治风寒二气之疾，而与之解表，即治火热燥湿之症，亦当与之解散者也。若惟以苦寒降火之药直折之，则邪得寒凉而冰服⑤，留难于藏府，而疾不更甚欤！故客邪之火，非同内伤之火，可正治者，惟以辛平辛凉之剂，从治之法，与之解散，而病邪自服矣。至于论药当明五味阴阳之用，论治法当审五脏苦欲补泻，在明

① 恬淡虚无……病安从来：语见《素问·上古天真论》。
② 连宵：犹通宵。
③ 浃旬：一旬，十天。
④ 占候：根据天象变化进行预测。
⑤ 服：伏也。

者自能察其虚实，而为剂量也。

运气治验 十二则

庚申金胜木气治验

是岁二月初旬，予邻傅东洲内人分娩后，小腹痛者二十余日，医来皆谓血虚，用大剂四物汤，服久不解。予诊其肝脉沉数而弦，知庚岁金运太过，初春之际木气受抑而不能伸，故肝气郁于下而作痛矣。法当以升麻、柴胡提升开发之。此《内经》"木郁达之"之意也。夫诸友作产后血亏治者，非不近理，但地黄、当归、芍药等补血之剂皆味厚质重，为阴中之阴，其性沉而喜降，则所谓抑郁之木气愈觉不能伸，疾痛何由而止。第痛久气耗，须加人参，况病者亦已疲惫，不能起枕，懒于言动，面白脱色，及不思饮食，有此数症，非参不可。至用剂时，予筹之曰：第服药后，当身发大热，则郁者散矣，慎勿骇。申刻①服药，夜分②果热，天明热止，而痛去什之七，再服而痛止。然何以知金运太过，木气受抑之验，盖彼时以立春后草木方苗而梅始花，脉之沉弦得之矣。

丙寅相火司天治验

丙寅季夏相火主之，而暑最盛。文学③陈云扬母年六

---

① 申刻：指下午三点钟到五点钟的时间。
② 夜分：夜半。
③ 文学：儒生，亦泛指有学问的人。

旬余矣，以体肥畏暑，喜迎风坐，忽仆地扶起，而病下血者两旬日，医皆作痢治，无验。延予至，已不省人事，面色黧悴①，痰声如雷，诊得脉浮如线。予谓此属相火之气为风邪拂郁，并于肠胃，故下血耳。先贤有云：凡病人日数虽多，但见脉浮者，其邪尚在表，犹当取汗。然夏令表剂莫妙于香薷饮者，疏原方与之，一剂而已知人事，再服而诸疾脱然矣！脉之不爽②也如此。

丁卯阳明燥暑治验

丁卯岁上见阳明，当季夏时燥暑最烈。文学孙仲迁内人分娩，縿感暑邪身热，皆作产后治，与焦姜、五灵脂、香附、延胡索等辛温之剂，而致谵语烦厥眩愒之极。延予诊视。予谓：此感暑耳，已而转疟。因产后气血大虚，为调理月余而始痊。由是知产后气血多亏，寒暑之邪易于凑泊，惟具眼③者自能辨其内伤外感之异而裁酌焉，慎毋以产后本症为泥滞也。

丁卯二气感寒治验

福建运司副使下邳宋公讳维翰者，以御前进香，舟次武林④，时丁卯季春也。其子室⑤偶感寒疾，予治以法而

---

① 黧（lí 离）悴：晦暗憔悴。
② 爽：差错。
③ 具眼：谓有识别事物的眼力。
④ 舟次武林：舟次，船停泊之所；武林，旧时杭州的别称，以武林山得名。
⑤ 子室：孺子室，古代贵族养育幼童的居室，此代指幼童。

愈。因谈及公在部时，曾染一疾，无他异症，惟大小便道作疼，及至厕则无物而愈疼，如此者三年许。都下①医士有谓火者、痰者、湿者，最后有僚属荐一名医，方作阴虚治，以六味肾气丸得效。然亦竟不能直指其名曰此何疾也。予即诵北齐尚书褚澄②书云："精未通而御女以通其精，则五体有不满之处，异日有难状之疾。精已耗而复竭之，则大小便道牵疼，愈疼则愈欲大小便，愈便则愈疼③。"诵甫完，而公则抚掌叹赏曰：此数语逼肖当日病状，且京师为四方名士会集之地，三年之疾竟无语及此者，而子乃琅琅诵褚氏遗言，令疑情释然。因嘉予之强记云。

庚午厥阴二气治验

厥阴风木司二气，庚午岁也，主气者为少阴君火。沈得玄文学方在友人坐间，忽小腹痛如锥刺，急欲小便，及至厕，仅滴一二点，色甚赤，解时极痛楚，而腹疼弥急，乃不能竟欢而归，亟为调治，然疑热淋，药惟淡渗如车前、牛膝、萆薢、淡竹叶、黄柏之类，将十日犹未解。予

---

① 都下：京都。
② 褚澄：字彦道，南北朝河南阳翟（今河南禹县）人，著有《杂药方》十二卷，已佚，今世存《褚氏遗书》一卷。
③ 精未通……愈便则愈疼：《褚氏遗书·精血》："精未通而御女以通其精，则五体有不满之处，异日有难状之疾，阴已痿而思色以降其精，则精不出，内败小便道涩，而为淋精已耗而复竭之，则大小便道牵疼，愈疼则愈欲大小便，愈便则愈疼。"

往视，见脉浮弦，两头角微疼，暮则畏寒，夜有微热。予谓此正属厥阴风邪为祟也，当急表散，得汗即解。若徒事寒凉，则邪愈冰伏矣。文学将信将疑，乃曰：此实淋也，子作外感治，而或得愈，可为绝倒。果如法服一剂而得汗，二剂则小便清澈而痛止矣。盖少腹者，肝之位。小肠者，心府也。直风邪内淫于府，而未达于表耳。

庚午暑挟湿寒治验

庚午仲夏之朔①，斯时溽暑②早来，以岁支属午，君火司天也，故气化先一步至。予偶步河梁③间，仰见云气在中，微雨在下，烈日居上。日既酷烈，湿郁乎下矣。因私揣谓：人有感斯气而不作疾者乎？及抵舍，大雨如注，从午至申方止。惟雨大而且久，阴寒之气大作，顷刻间炎蒸变而为凄冷，俨然暮秋光景。予时臆逆④当有三疾变见：得先一日暑热之气者，宜与香薷、黄连祛暑之剂清之；得湿热郁蒸之气而病者，当与感冒轻解之剂散之；得最后暴寒之气所袭者，直与平胃、五苓辛温药矣。次日及门者，一如前三法治之，毫发不爽。惟所感或有浅深，而治法亦因之损益耳。

---

① 朔：农历每月初一。
② 溽（rù 入）暑：指盛夏气候潮湿闷热。
③ 河梁：桥梁。
④ 臆逆：预测。臆，推测；逆，预先。

庚午三气二火治验

庚午三气二火重见，当季夏时，暑令盛行，时适科考，嘉湖文学俱僦居①昭庆寺。然皆挟舟迢递②数百里冒暑而来，靡不感暑而病疟者。如桐乡钱、平湖张、嘉兴卜诸文学咸命予诊治，予惟以香薷、石膏、柴、芩等解散暑邪，一投剂而寒热立止。比时③有遵古法，而用清脾饮及常山、槟榔、半夏诸药鲜获效者。盖半夏原属辛燥之物，最为暑令所忌，况人当三伏时，无病亦渴，岂病暑者而反能以此收功耶？明者当自鉴之！

壬申相火客邪治验

壬申仲夏，谏议④凌俊辅尊翁年几望七⑤，过武林，寓昭庆上方⑥，偶感客邪，夜则身热，自疑体虚，服滋阴药五七日，不愈。惟竟日⑦昏睡不思汤饮，面色带赤而气粗。召予诊视，脉尚浮弦，因疏清解方。以便燥数日不通，再加酒制黄连。是夕即去宿垢，而天明则身热皆净矣。夫药之中的真如桴鼓相应⑧，其症似难于速效，而药

---

① 僦居：租屋而居。
② 迢递：遥远貌。
③ 比时：当时。
④ 谏议：官名，谏议大夫。
⑤ 年几望七：年龄将近七十岁。
⑥ 上方：住持僧居住的内室，泛指寺庙。
⑦ 竟日：终日。
⑧ 桴鼓相应：比喻相互应和，配合得很紧密。

反以平易见功，贵在辨识精明，于脉形神色而求之也。第治高年人疾，剂勿宜猛尔。

癸酉阳明司天治验

癸酉季夏，阳明气旺，疟痢盛行。廉司吴讷如尊翁因次郎君乡试来省，以感暑得痢症，甫①二日，予诊脉甚洪大，知受暑邪深也。遂急与香薷、六一等大剂解散之。一日令进汤药两剂，次日往候，则脉和而痢止矣。因馈香连丸以清余热。夫疟痢皆暑邪为病，今时治痢多遵古法，而用大黄及青皮、槟榔等疏气消导，绝不与之发散，使邪热由浅入深，致上逆而攻胃作呕，则殆矣。今惟初起即与之解散，故病亦随手而愈。以知医于气化之理务求悟入而技自精矣。

癸酉四气客寒治验

癸酉夏秋之间，阳明燥金迭旺，而四气适太阳寒水加临。然正暑令炎燠之时，寒化一来，燥金乃郁，其病在手足阳明及手太阴肺。此正邪由口鼻而入，受病多于肺胃之说也。太史②吴默真尊翁病咳嗽身热者将两旬，初服发汗及降火止咳等剂，而恙终未释然。乃召予治，脉尚浮弦，予以辛凉之剂解散之，使金郁泄而寒化平，服数剂而辄效。因馈清肺款花膏获安。若徒用止嗽方药，而忽燥寒之

---

① 甫：刚。
② 太史：明清两朝，修史之事由翰林院负责，称翰林为太史。

气化，则客邪终不能解，且旷日持久，元气或因之以虚矣。矧暑令汗泄之时，虽有寒邪，不宜大发其汗，以重虚之也。

甲戌初气相火治验

甲戌初气相火为政。二月初旬，予邻傅与梅公病咳嗽，痰中见血。予作外感治，与解表药而愈。然斯时病此者众，病家多疑弱症，犹豫不定。而予独以理解之：得风邪，散即止，若误作阴虚治，而投补剂，使风邪不得发泄，则寒热不已，传而为骨蒸矣。盖君相之火其化为热，血得热则妄行，故其候多见鼻衄、吐血诸症。即素有阴虚疾者，值此热化之令，而其病亦随发，然亦不宜骤与寒凉，致火性拂逆。必先以辛□①之剂，如桔梗、前胡、薄荷、苏子、贝母、橘红之类，使气得顺，适而调畅，则火邪易伏。然后以滋阴药继之，而取效乃神。盖火势慓悍，若违其性而折之，则愈猖厥矣。故曰"火郁发之"也。又气属阳，气有余便是火。今顺其气而使之降，即所以降火也。气降则阳交于阴，坎离既济，而人身泰矣，疾其有不愈者乎？

甲戌风木主气治验

甲戌初春，主气者为厥阴风木，而客气则少阳相火，

---

① □：原书仅存起笔一横，据文意疑当作"平"。

又适五运湿土太过之化并行，故新正①有弥月之雨。仲春朔得迅风大作，而雨化乃止，相火乃用。其有感冒者，皆相火为病，多见鼻衄、痰中见血及疮疡等。予参其理而治有验矣。然越十日则又有浃旬风雨暴寒之变，此无他，乃厥阴风木之主气至此而郁发耳。然挟湿土相火二气，其病皆风温、风湿、湿温等，外症多呕吐痰涎、多腹痛、多寒热。盖风木之气郁于中则为痛，淫于上则为吐，盛于表则为寒热。而况挟湿挟火，其势不更尤甚乎！其始也，治以羌活、防风、苍术、川芎、柴胡、黄芩、厚朴等辛温解散之剂。其次则吐甚者以温胆汤，热甚者以小柴胡合解毒汤，腹痛甚者以平胃、越鞠等辛调之矣。惟风与湿与火有偏盛者，在明者自能辨之也。

运气征应四则

辛未水运不及征应

辛未冬，主气客气皆太阳寒水主令，意谓必寒大举、湿大化、霜积阴凝、水冰阳隐。然而其候反暄暖燥烈者，何也？予意司天之气，岂亦稍有不符者乎！及阅五运涸流之纪，有谓阴水不及，阳反代之②，故失其政而不藏。以丙辛合而化水，辛为阴水之故，此又舍气而推运。故予谓

---

① 新正：农历新年正月。
② 阴水不及阳反代之：语出《素问·五常政大论》王冰注："阴气不及，反为阳气代之。"

向某年求之之说未尽善也。是盖不以气运合观而有偏废之失者矣。又阳反代之一句，代字可玩。

壬申木运太过征应

壬申六月，相火重见，而初伏时，大风拔木者三昼夜。然当炎帝①秉权之时，而封姨②肆虐，若此者，何也？盖五运以丁壬化木，壬居太过，而三气适木运郁发之时，木在天为风，故得斯象。其有中疾者，当以风淫于上，治以辛凉法求之。

癸酉吴地蝗虫征应

江北尝闻有蝗虫之害，而吴地绝无者，今秋忽有之。此《内经》火在泉则羽虫育③之验也。然本岁虽曰君火在泉，而少阳相火又临司天，右间之气位于东南隅。故其事乃见于浙地，且癸为火运，酉属燥，化合而观之，则容有是变矣。《内经》之说风木在泉则毛虫育，万物始生之象也；二火在泉则羽虫育，火性飞越之象也；湿土在泉则倮虫育，土性敦阜之象也；燥金在泉则介虫育，金体刚劲之象也；寒水在泉则鳞虫育，水体波合之象也。盖物类同本

---

① 炎帝：神话传说中主管夏令和南方的火神。《淮南子·天文训》："南方，火；其帝，炎帝。"
② 封姨：亦作"封夷"，古时神话传说中的风神。
③ 火在泉则羽虫育：语本《素问·五常政大论》。下文"风木在泉则毛虫育"、"二火在泉则羽虫育"、"湿土在泉则倮虫育"、"寒水在泉则鳞虫育"与之同。

年司天之气则安静，同在泉之气则生育，此物理之自然者。然则蝗虫之验，当于卯、酉、巳、亥年有之。而又当参之司天，合之间气，随其分野，而十方①隅斯无不验矣。

甲戌土运太过征应

大寒后交司天初间之气为少阳相火，气当大温，草木早荣。然自元旦以来，霪雨弥月，仲春朔而园梅尤未试花②，其故何也？乃五运湿土太过。经文有谓：敦阜之纪，烟埃朦郁，见于厚土，大雨行时，湿气乃用，燥政乃避③。胜极则木气来复，故大风迅至，而湿化乃止。是夜果有风变，天明方息，则朝暾④出而林霏⑤开，霁⑥色在目矣。孰谓运气之理古今不同耶？

---

① 十方：指东、西、南、北、东南、西南、东北、西北、上、下十个方位。
② 试花：谓花初放。
③ 敦阜之纪……燥政乃避：语出《素问·五常政大论》。
④ 朝暾（tūn 吞）：朝阳。
⑤ 林霏：树林中的云气。
⑥ 霁（jì 季）：泛指风霜雨雪停止，天气晴好。

后集

运气博说

岁气起大寒说

岁气起大寒者，本后天①始艮终艮之文，杨子建②以岁气起冬至者，虽契先天③始震终坤之义，此实非也。盖盈天地间造化之理，惟阴阳二气屈伸消长而已。然气机之阖辟，阳先唱而阴和之，实肇端于艮。虽一阳生于子半，斯时阳气尚稚，正在蒙养之时，故先王以至日闭关，保其微也。至艮则阳气渐旺，而生发之机始充矣。黄帝以岁气起自大寒，而程子谓终始万物莫盛乎艮者，千古圣贤同一辙也。

辩主客之异

主气土居二火之后，客气土行二火之间。是故：风木，在冬春之交，北东之维，艮震也；君火，春夏之交，东南之维，震巽也；相火，正夏之时，正南之方，离也；

---

① 后天：即后天八卦，又称文王八卦，以震卦为起点，位列正东，按顺时针方向，依次为巽卦（东南）、离卦（正南）、坤卦（西南）、兑卦（正西）、乾卦（西北）、坎卦（正北）、艮卦（东北）。

② 杨子建：宋医家，名康侯，号退修。著《杨子护命方》五卷、《通神论》十四卷，阐五运六气学说，叙病裁药，综以针艾之方，均佚。

③ 先天：即先天八卦，又称伏羲八卦。卦序是：一乾、二兑、三离、四震、五巽、六坎、七艮、八坤。

湿土，夏秋之交，南西之维，坤兑也；燥金，秋冬之交，西北之维，兑乾也；寒水，正冬之时，正北之方，坎也。此主气，以相生为序，故土居二火之后。客气，则子午合化为君火，丑未合化为湿土，寅申合化为相火，卯酉合化为燥金，辰戌合化为寒水，巳亥合化为风木。此客气以正化对化相待为序，故土行二火之间。吴鹤皋[①]注《内经》概以土居二火之间配释。盖主气第四气本属湿土，今误为相火，而以在泉湿土消经文。夫在泉乃第六气，小雪后方交，四气在夏末秋初，自难强合，文载《六元正纪论》篇中，明者辩之。

明主客气化先后日期

主客气化，其行有先后时日。盖予独尊运气之理亦有年矣，每静而候之，大约客气居先，主气居后。其先则客气旺者二十日，次则主气旺亦二十日，后二十日则主客之气并旺，或差[②]有重轻耳。共六十日有奇，以终一气。当客气旺，主气未尝无，但其气微弱，不能为权也。客气稍谢[③]，而后主气随旺，运之先后亦同。客运先至，而主运之化随之，其旺亦各以两旬余为准。戾气之来也骤，和气

---

① 吴鹤皋：即吴崑，字山甫，号鹤皋，明代安徽歙县澄塘人。著有《黄帝内经素问注》（又名《素问吴注》）《医方考》《脉语》《针方六集》，以及《十三科证治》《参黄论》《药纂》《砭璁考》等医著，尤以前4部医著最具影响。
② 差：略微。
③ 谢：衰退。

之来也徐。故未至而至者，其政急而残；至而不至者，其政弛而慢；适期而至者，谓之平气。

气候

夫一期之中言运则有五，言气则有六，每运司七十三日余五刻，每气司六十日有奇。此举五运六气之大纲也。析而言之，则五日为一候，三候为一气，六气为一时，四时成一岁。候凡七十有二，气惟二十有四。所谓气者，即立春、雨水、惊蛰之类，所以纪气化之节目①也；候者，即东风解冻、蛰虫始振、鱼陟负冰②之类，所以候岁物之成稔也。半月为气，气为变革，五日为候，候有考成，如谓雀入大水为蛤③，雉入大水为蜃④，乃至鹰化为鸠⑤，田

---

① 气化之节目：气化的节奏纲目。
② 东风解冻……鱼陟负冰：《礼记·月令》："（孟春之月）东风解冻，蛰虫始振，鱼上冰，獭祭鱼，鸿雁来。"郑玄注："皆记时候也。"孔颖达疏："鱼当盛寒之时，伏于水下，逐其温暖，至正月阳气既上，鱼游于水上，近于冰，故云鱼上冰也。"
③ 雀入大水为蛤：古代将寒露分为三候：一候鸿雁来宾，二候雀入大水为蛤，三候菊有黄华。大水，海也。《国语》云："雀入大海为蛤"。古人认为寒风严肃时，雀多入于海，变之为蛤，飞物化为潜物也。
④ 雉入大水为蜃：古代将立冬分为三候：一候水始冰，二候地始冻，三候雉入大水为蜃。蜃，大蛤。冬天时节，蜃类会大量繁殖，并且其壳五光十色，又因为雉鸡的五光十色，故古人以为是雉所化。
⑤ 鹰化为鸠：古代将惊蛰分为三候：一候桃始华，二候仓庚鸣，三候鹰化为鸠。在惊蛰节气前后，动物开始繁殖，鹰和鸠的繁育途径大不相同，附近的鹰开始悄悄地躲起来繁育后代，而原本蛰伏的鸠开始鸣叫求偶，古人没有看到鹰，而周围的鸠好像一下子多起来，他们就误以为是鹰变成了鸠。

鼠化鴽①之类。然而气至则化，莫敢或爽。何为其然？盖万物囿于阴阳五行之内，故气化推迁有莫能逃其鼓铸②者。而人居大化③之中，与物同感同化。宁不渥然丹者④为槁木⑤，黟然黑者⑥为星星⑦耶！奈何以匪金匪石之躯，而复思其力之不及，忧其智之不能⑧，其为自戕⑨也深矣！《楞严》⑩曰："化理不住，运运密移。甲长发生，气消容皱。日夜相代，曾无觉悟。"可慨也夫！

推雨候

民生之为重者，稼穑。稼穑之关系在旱涝，则雨候所当知也。湿土司气，运则多雨，以土在天为雨化故也。风木司气，运数有大风，然亦能致雨，以风木之化，从震从

---

① 田鼠化鴽（rú如）：古代将清明分为三候：一候桐始华、二候田鼠化鴽，三候虹始见。鴽，指鹌鹑类的小鸟。"田鼠化鴽"的字面意思是田鼠变成了小鸟，内涵的意思是过了清明节，田鼠就好像小鸟般多了起来。

② 鼓铸：鼓风扇火，冶炼金属，铸造器械或钱币。此喻指自然界变化规律。

③ 大化：指宇宙，大自然。

④ 渥然丹者：容颜红润的样子，比喻年轻。渥，润泽。

⑤ 槁木：枯木，比喻衰老。

⑥ 黟然黑者：头发乌黑的样子，比喻年轻。黟，黑色。

⑦ 星星：星星点点，指头发斑白，比喻衰老。

⑧ 思其力……智之不能：语出宋·欧阳修《秋声赋》："思其力之所不及，忧其智之所不能；宜其渥然丹者为槁木，黟然黑者为星星。"意谓人追求那些能力所达不到的事物，忧虑那些智慧所不能参透的事理，必然会损身而早衰。

⑨ 自戕：自己残伤自己。

⑩ 楞严：即《楞严经》，大乘佛教经典，全名《大佛顶如来密因修证了义诸菩萨万行首楞严经》。

巽。东南滨海湿气钟聚①，风从东方来，能感兆雨至，如寒化稍雨，君相二火惟热，或亢甚则旱，燥化能胜湿，皆无雨。外此则气运郁发之际，能致暴雨，天地之气适和，能致甘雨，在运气主客中推可知矣。冬月湿寒并化则霏雪，阴之成数六，故雪花六出②也。

梅雨

江南梅雨之化，每在芒种之候，何气使然？岂一阴生于午耶？抑长夏属湿土耶？盖长夏指未月，属坤土，今芒种在仲夏之初，即一阴始生，何得有此霖雨之化？推之正主运第三湿土，至此而施化耳。稽其数小满后二十五日交正，芒种后十日湿在天为雨化，故有斯③应，江南地卑，土湿使然也。

阵雨

尝见季夏则有阵雨，余月则无。盖斯时主气者，为相火，即暑；主运者，为湿土，即雨化。惟暑与湿交旺，湿不能胜暑，故每于日晡④而作阵，其雨必起自西南、西北两隅。盖西南为坤地，湿土寄旺之乡。西北则为乾，阴阳

---

① 钟聚：汇集，聚集。
② 雪花六出：指雪花为六角形。
③ 斯：这样。
④ 日晡：指申时。日交申时而食，故名。

之气相薄于此，即大《易》所谓"战乎乾①"之义也。

疟兼暑湿

思疟有暑湿交郁之象，故其始病也，恒发于未申二时，以未属坤土，申属相火之故，观阵雨亦在未申之交从②可知矣。然则暑湿交并而为阵，天地之气为病也。治疟有用泽泻者，不忘湿也。观人之病疟与痢与泄泻，而分暑湿所感之轻重矣。

暑为寒郁

问：暑为寒郁则病甚，何耶？曰：暑舓渐来，常也，人故相安；寒卒然来，变也，故病甚。如夏月鱼在水，虽天道极热，水如汤泉之温，而鱼固自若，偶为寒雨所薄，则皆浮出，理可想也。寒暑有渐，苏长公③和安一论，详矣。

别寒暑

夏月病寒热，人皆作伤寒治而不应，何也？曰：夏月头疼身热，卒④皆暑也。投香薷饮热服之，得汗即解。夫寒暑异时，本不相代，观冬至后节为小寒大寒，夏至后节为小暑大暑，就名思义，而惑可解矣。以知斯时乌得有真

---

① 战乎乾：根据后天八卦图，乾卦为西北方，九十月之令，秋冬相交，太阳西沉，正是明与暗，阴与阳发生争斗之时。

② 从：由也。

③ 苏长公：即苏轼。

④ 卒：尽，都。

寒症哉！

露为疟剂_{以治疟药煎成，露一宿者是}

露为治疟要剂，世鲜知者。盖疟惟暑邪，露为金气，阳气升为暑，阴气降为露，理相待也。此以阴阳之气还治阴阳作疾，其为力不更易欤？古贤用意之微如此，但隐而不发耳。至论方药，则石膏汤之类近之，以石膏气味寒肃而降，得秋之化，用之治暑，故获奇验。且四时之序相代而成功，秋肃之化行，夏暑之炎息，造物自然之理也。

雨露霜雪

尝思雨、露、霜、雪皆可为药笼中物。陈藏器曰：立春日雨水夫妻各饮一杯，还房，当获有子，取发生之气也①。汉武帝作金盘承露，用以和药。又乾象占云：天气下降而为露，清风薄之而为霜，故霜可以除热烦，消瘟疹。腊雪煎茶煮粥，解热止渴。收雷震木②藏之，可疗惊疾。至如启窗纳风可以却暑，而云母犹为服食家所珍。立冬十日后至小雪前雨名液雨水。凡虫类饮之皆含蛰③，故可煎消虫药。余如二十四气中雨水皆可取用，倘充之以治气化之病，宁无捷效欤？

---

① 立春日……发生之气也：语出《本草拾遗·玉石部》。
② 雷震木：经雷所击之木，古人认为能治暴惊失心。
③ 含蛰：含，藏在里面；蛰，藏伏。

六化说

尝思气化、纪岁、纪步，及时而至，至不失时，有莫知其然而然者。语有之孰主张是，孰纲维是，孰居无事而推移是。虽然，可占候而明也。粤自太极之理立，而阴阳之气分；动静之机殊，而五行之变备。两仪既判，形气肇分，故天依形，地附气。天主气言，而风、火、暑、湿、燥、寒，天之阴阳也。地主形言，而木、火、土、金、水，地之阴阳也。形与气交感化生，而有人物之万殊，动静气机，循环不息，而还为造化之妙用。风以动之，火以温之，暑以蒸之，湿以润之，燥以干之，寒以固之，此六化之用也。太极之妙，常以动而生阳，静而生阴。故动之始为风，风以动之，化之始也。有所抑而不伸，则奋而为雷，动之变也。此春之化，以升发振起为令者矣。其次为君火，为升明之纪，正阳而治，有君之象，故名君火。火以温之，其候暄燠，其德明显。君火来自风木，所谓帝出乎震也。火之后为暑，盖阳气至午而炎暑郁蒸之功著，代君宣化，有臣之象，故名相火。是为三气湿土旺于未申，得暑以蒸之，其化为溽蒸，为大雨时行。暑蒸湿而浸淫。故燥以干之，燥化继湿而旺也。天地之气，至是而变革，故金曰从革。草木凋落，此秋之化，以收敛肃杀为政者矣。至六阴胜而为寒，其德阴惨，寒雰其变①，冰雪霜雹，寒以固之，坚凝之化也。寒之化，为藏为固。夫尺蠖②之屈以求伸也，阳气伏藏以养德也。邵子③谓：复，其见天地之心乎。故知阴阳消长，如环无端，于斯可见。此六化以相生为序，升降阖辟为机，生长化收藏为功用也。然太过则害生焉。故风胜则地动，暑胜则地热，湿胜则地泥，燥胜则地干，寒胜则地裂，火胜则地固。试观其及时而至，至不失时者，特一气机之旋转，相倾相成，终始盛衰而已。故诸动为阳，诸静为阴，诸动为火，诸静为水，诸阳为热，诸阴为寒，理可见矣。

风化说

风之为化，肇端于震，托质于巽，乃吹嘘而鼓荡者，其用也。然时或未至，寂然不动，声臭俱无。时至而化行，倏④焉起焉，太虚生摇，大地为动。及其衰也，而复敛用归寂⑤，故风之中人也，为眩运⑥，为动摇抽掣，为自汗呕吐，其治法宜辛温辛平之剂调之。夫辛者，金化能

---

① 雰（fēn 纷）：雾气。《素问·六元正纪大论》："川泽严凝，寒雰结为霜雪。"王冰注："寒雰，白气也，其状如雾而不流行，坠地如霜雪，得日晞也。"
② 尺蠖（huò 获）：尺蠖蛾的幼虫，体柔软细长，屈伸而行。
③ 邵子：即邵雍，北宋哲学家、易学家，著有《观物篇》《先天图》《伊川击壤集》《皇极经世》等。
④ 倏：疾速。
⑤ 归寂：佛教语，谓死。
⑥ 眩运：即眩晕。

平木，制其过也。温者，即风木之本气，就其气而宣发调畅之。盖木郁则达之也。

火化暑化说

五行各一，而火则有二，君火相火也。君火以日为体，相火其用也，亦曰暑。然所以为用者，即子中一阳生，而上升至巳，六阳升极，而炎暑郁蒸之功著。辅日为用，因名相火，且日为至阳之气，与相火不即不离，一而二，二而一者也。日为至阳，故有君象。丹溪谓："君火，人火也；相火，天火也①。"愚意君相之火特体用之分耳。故在天而论，则日为君火，暑为相火；在人身而论，则心为君火，三焦名相火。以苦寒治火谓之正治，以辛热治火谓之从治也。

湿化说

土居二火之后，经曰：暑以蒸之，大地为暑所蒸，而湿土之化行矣②！故其候为溽蒸，为大雨时行。其病为呕吐，为泄泻，为腹胀满支肿，在表为寒热，为头身重，敦阜之化也。其治法宜羌活、防风，及平胃、五苓等，审其在表里而施治，大抵湿病宜微汗不宜大汗。夏月暑湿交旺，故暑病常兼湿，湿病亦常兼暑，此又不可不知者。

---

① 君火……天火也：语见《格致余论·相火论》。
② 暑以蒸之……湿土之化行矣：语出《素问·五运行大论》。

燥化说

尝评燥证"诸涩枯涸，干劲皴揭，皆属于燥①"。《原病式》引燥万物者，莫熯乎火②。然此但明火之用耳，非直论燥。盖一元之气至春而滋生，至夏而长养，燥金为第五气，居酉戌之间。斯时阳气消沮③于上，不能蒸润荣养，而遂至于枯燥也。喻如柳条当春，阳煦和时，何其柔润，而于秋金肃杀之际便尔枯脆。而燥病之因可想见矣。《内经》曰："阳气者，精则养神，柔则养筋④。"故治燥病宜大剂人参、麦冬，养其阳和之气，滋其生化之源，使阳气充盛，自能蒸润荣养，而干劲皴揭之苦可除，此就燥症而论也。至若燥化在表时，则又当清解者矣。

寒化说

寒从水化，正北方坎也。斯时六阴用事，大地皆归于寒，阳气伏藏，蛰虫固密，君子居室。虽至后一阳来复，于时阳气极微，为潜龙勿用惨杀之令。方殷⑤建寅为三阳，故冰始泮⑥，而寒始谢，治寒用麻黄、桂枝之辛热者，助卫外之阳气，使升发于表，而寒化自解耳。

---

① 诸涩枯涸……皆属于燥：语见《素问玄机原病式·论燥》。
② 熯（hàn 汉）：干燥、干枯。
③ 消沮：消减，减弱。
④ 阳气者……柔则养筋：语见《素问·生气通天论》。
⑤ 方殷：谓正当剧盛之时。
⑥ 泮（pàn 盼）：冰雪融解。

主客同化

主客同气，则其化乃倍。故如风木之主气，而又临风木之客气，则风与风同化，而有大风。如火与火同化，则炎热而主旱。湿与湿同化，则淫雨弥月，洪水泛滥。燥化并临，则无雨而燥裂。寒化并临，则天道严肃而倍冷。又如风化加于湿，则有大风雨，能致大水。湿化加于寒，则主雨雪多。如庚申金运太过，木畏金气，而其化乃迟。辛未水运不及，阳反代之，而寒令不能藏。此则五行乘除生克之理，在人自神明之可也。

补甲戌气化纪

甲戌三气，即司天寒水主之，小满日交四月二十六日也。越五日，天道忽变而为寒，至五月十八日寒乃谢，暑乃旺，应客气先行二十日之验也。

芒种在五月望①前三日，斯时久不雨，农事几废，廿三日有微雨，至六月十五日大雨，十七日又雨，而禾始植完，应第三土运之雨化也。土运在芒种后第十日交，即梅雨也。

六月廿八日大暑，有大风者五昼夜，此应第四气风木之化。然自前十七日后勿复雨，民方以为忧。至七月十八日风木之客气谢，主气湿土乘旺，大雨信宿②。耕者欣然，

① 望：月圆，农历每月十五日前后。
② 信宿：谓两三日。

乐于有成也。此征客气先施，而主气后至者欤！

八月朔，天道忽极热，而瞀闷①者三日。予知暑为湿郁之象，当兆大雨，既而霖雨浃旬，十一日晚厉风大作，至十四日早风始息，及暮而雨止。然潦水②接天高下，田禾皆为所没，十余日水方退。其损者什五，坏垣圮③屋，风景凄然不减，戊辰海啸之变。

八月三十日，秋分，交君火之五气，然其病反踰前④数日而甚。所谓未期而至者，其政急而残，民病多死。其有感冒者，皆见鼻衄吐血诸症，而寒热之势较常尤甚，此戾气之征也。

闰八月望后十日，见大风雨者三日。然风木为第四客运，当处暑后七日交。今则寒露后始至者，以秋令金旺，主气主运皆燥金之化木，避金化其行乃迟耳。

九月十六日立冬而雨化早行，以本岁有八月之闰。故未交小雪，而六气湿土之令先施也。十月初一日小雪，初五日雨化当止，以足客气二十日之期也。又火为第五运，故天道尚暖，雷乃发声，为阳气亢郁之象。此甲戌一期之政，纪之以为同。

---

① 瞀闷：目眩晕厥。
② 潦水：雨后的积水。
③ 圮（pǐ 匹）：毁。
④ 病反踰（yú 鱼）前：疾病反而比之前更加严重。踰，超过。

论疟本于少阳相火说

考疟发于盛夏之时，明乎本于暑矣。经文云："夏伤于暑，秋必痎疟①。"此语为足据也。夫六气中所谓暑者，少阳相火也。相火之旺，其候当小暑处暑之间，以其政最酷虐，感而病者，因名曰疟。故冬令病疟者绝少，或有之，乃少阳相火司间气也。夫暑为阳精之亢甚而极著者，故字后日后著。是以赫曦之纪，三庚皆伏，烁石流金，夏气张大。古之善摄生者，诚令独宿以养柔阴，服生脉散以滋金水，诚有见也。其有触冒而为病者，惟用治相火之有余，而于少阳之气求之。盖少阳主半表半里，故疟必寒热相争。而后已明相火为疟之因，其于治法可思而得矣。有分六经而治者，看暑邪并甚于何经耳。其初发时惟宜香薷、六一及柴胡、石膏之类，大剂解散之，无使迁延，致气血受伤，而疾难已也。及考古成方，如清脾饮治食疟，二陈汤治痰疟，平胃散治湿疟，补中益气汤治劳役疟②等，皆不言及治暑一节，故于暑疟迥然无功，且其药多辛温、辛燥、辛热，非惟不能治疟，而益助其相火之昌炽矣。尤有初时失治，而延及岁月者，皆谓宜用十全大补汤及补中益气汤之类，其意不过欲益其气，以为不截之截。此皆于相火为疟之说未透也。自子中一阳生而上升，历寅卯辰至

---

① 夏伤于暑秋必痎疟：语见《素问·阴阳应象大论》。
② 劳役疟：指疟疾之因劳累过度所致者。

巳午，则阳气升极而亢甚，相火代君行令，为气最烈，人感之则为重阳，而害乎阴也。其气抟聚于三阴之分，绵延不已。故治久疟者，当大补其阴，兼以清热，则疟自然能止，补阴清热如当归、芍药、麦冬、何首乌、牛膝、鳖甲、知母、贝母之类，皆在所必需者。由此而知，治久疟者，若偏于补气之说，未尽善也。其余药如青皮、槟榔、常山、草果、半夏、干姜、肉桂等，非无疏气、燥痰、温补之功。然于相火之病有大不宜者，今为简之，亦惟明者去取焉。

论痢因于暑说

常时不透运气之理，其治痢不过仍前人之说，以古成方为法，其效迟。辛酉岁得聂久吾①治痢说，守其四禁，遵其消导一法，其效稍捷。今于气化之理求之，则于治痢也更有进焉，真可万举万全者。考疾作之候，正炎暑肆虐之时，湿土相火乘旺之际，人于斯时，或冲斥道途，或起居不谨而感焉。故其初发也，宜急为解散之，亦惟以香薷、六一辈为前驱，佐以黄芩、黄连之清热，当归、芍药之调血，靡不应手而愈。盖暑湿之邪入于少阳阳明之经则为疟，入手足阳明之府则为痢。故其治法亦大同而小异。夫痢者，古名滞下，盖壅症也。且阳明之经原属多血多气

---

① 聂久吾：明代儿科医家，名尚恒，又字惟贞，江西清江人，著有《活幼心法大全》《痘门方旨》《痘料慈航》等。

而有余，今暑湿之邪并而乘之，则愈觉其壅滞闷塞而难堪。故其症多后重里急，涩滞而挈①敛，服疏气消导药则稍减，服补剂及肉食肥甘则增剧，从可知也。有疑为饮食积滞者，非也。惟相火之气为害耳。至考古方用药如木香、吴茱萸、官桂、巴豆之辛热，青皮、枳实、牵牛、大黄之峻厉，皆所当深禁者。夫究痢之因，本于相火，则辛热之品自当远矣。若噤口者，邪传足阳明胃也。其症多凶，宜加白扁豆、家莲子。腹痛甚者，惟大剂黄连、白芍自止。故予谓气化之理稍能悟入，则于六淫之为病可游刃而解矣。圆机②之士当不以予言为迂。

亢则害承乃制说

夫人知五行相生而为寒暑，而孰知五行还相制以成岁功也。尝读《内经》"亢则害，承乃制，制则生化，害则败乱③"之言，而深契于心，因为发明之。夫热火之化，至巳午月阳已亢极，烁石流金，不有水气承而制之，则大地不几于燔乎？寒水之化，至亥子月阴已剧甚，水冰地坼，不有土气承而制之，则化理不几于息乎？故经曰："相火之下，水气承之；水位之下，土气承之；土位之下，风气承之；风位之下，金气承之；金位之下，火气承之；

---

① 挈（jiū 究）：聚集。《尔雅·释诂下》："挈，聚也。"
② 圆机：灵活变通。
③ 亢则害……害则败乱：语见《素问·六微旨大论》。

君火之下，阴精承之①。"承之者，承袭而制之也。制之不使亢害，乃为至和，而成生生不息之化，故变化而莫穷焉。然古人亦有推其理而制治法者，如张仲景《伤寒论》中以大黄、芒硝苦寒咸寒之品，得北方寒水之化者，以之治热火亢烈之阳症，而立诸承气汤之各其□意，□②本诸此。

服药分早晏说

夫剂有气血之分，当以早暮为法，药有甘苦之异，须适饥饱之宜，使阴阳各得其情，即补泻易为之力。故如四君子汤、补中益气汤皆补气之剂也，其气薄，为阳中之阳，升也，宜于清晨服之，则与人身之阳气俱升，投其生发之机而成功易。又如四物汤、六味肾气丸皆补血之剂也，其味厚，为阴中之阴，降也，宜于午后服之，则与吾身之阴气俱沉，同其静谧之机而致大益。此亲上亲下之道也。经曰："平旦阳气生，日中而阳气隆，日西而阳气已虚，气门乃闭③。"观此而知用剂之法，当推阴阳，审蚤暮而始得也。至于太饥勿服苦剂，大饱勿服甘剂，理亦易明者。盖晨起空腹时，胃气尚馁，若骤以苦寒之剂投之，不

---

① 相火之下……阴精承之：语见《素问·六微旨大论》。
② □：据字残存笔画和上下文意疑作"盖"。
③ 平旦……气门乃闭：语见《素问·生气通天论》。平旦阳气生，《素问·生气通天论》作"平旦人气生"。

惟病邪未必能祛，而元气反因之斲①削。厌饫②之余，食满于胃，若更以甘补之剂饮之，则食物尚不能传化，而药力何由展舒。故知有谓病在上者饱服，病在下者饥服之说，未尽善也。矧味甘者增中满，味苦者戕生气。岂曰事细而勿察之欤！

---

① 斲（zhuó 灼）：削也。
② 厌饫（yù 玉）：吃饱。

运气商跋

尝谓人生两间①，当念民胞物与②，即疾痛痒疴相关，不啻孩提入井，稚不知夙生③何似薰得此心，与世界中人如出一母。故每临病者卧榻前，观其呻吟蹙额之状，即为之攒眉心结，第不能以身代之，为缺然也。至于研究病机，较量方药，必殚精竭虑，寝食弗遑④，务期人人出汤火⑤，登春台⑥，而后即安。东坡老人有言：吾虽非医俦⑦，性喜修药饵，得人疾愈，吾为之体轻。今稚虽谫劣⑧，滥窃医名，得借此以全好生一念，倘⑨亦庶几老人之愿力⑩欤！是编乃予平日究心运气诸书，体会阴阳寒暑之变，以之治疾，聊有奇验。第缘孱质绵力⑪，祇堪仆仆⑫作应酬计，即药案亦不能多录，偶拈此数则，以就正有道。

---

① 两间：谓天地之间。
② 民胞物与：指人和一切物类。
③ 夙生：前生。
④ 遑：闲暇。
⑤ 汤火：比喻极端危险的事物或处境。
⑥ 登春台：《老子》："众人熙熙，如享太牢，如春登台。"后以"登春台"比喻盛世和乐气象。
⑦ 俦（chóu 筹）：同辈。
⑧ 谫（jiǎn 简）劣：浅薄低劣。
⑨ 倘：或许。
⑩ 愿力：佛教语，誓愿的力量。多指善愿功德之力。
⑪ 孱（chán 缠）质绵力：孱质，指羸弱的身体；绵力，谦词，谓能力薄弱。
⑫ 仆仆：形容烦琐，屡屡之意。

倘时论以药石去病为实事，而目气化为虚无，使羲皇①之道不彰，夫宁不淹没其悯世济人一片苦心耶！故不自揣度，谬陈管见，以公同志。凡诸君子设②不以予言为赘，而能恪守圣经，善参微识，俾寰宇之内，咸得遂生生之理，则此书于世道未必无小补云。

时崇祯龙飞岁次甲戌初之气立春日武林徐亦稚跋于愿寿斋中

---

① 羲皇：即伏羲氏。相传伏羲画八卦。
② 设：表示假设关系，相当于"如果"、"假如"。

眉公愿寿跋

徐季孺老居士诗中有禅，禅中有诗。董宗伯①书"愿寿"二大字赠之。眉道人更拈二语奉祝："心是西方长寿佛，身如南极老人星。"此米南宫②诗句也。陈继儒③为下愿寿注脚。

---

① 董宗伯：董其昌，明代书画家，字玄宰，号思白、香光居士。宗伯，原为辅佐天子掌管宗室之事的官职，负责宗庙祭祀等礼仪。后世以"大宗伯"为礼部尚书的别称。董其昌曾任南京礼部尚书，故称其为"宗伯"。

② 米南宫：即米芾，在宋徽宗崇宁年间做过礼部员外郎、书画学博士。唐宋时对在礼部管文翰的官又称作"南宫舍人，所以后世也称他为"米南宫"。

③ 陈继儒：明代文学家、书画家，字仲醇，号眉公、麋公。

愿寿赠言

吴十无先生<small>讳继志</small>

西湖之侧董仙家，雪剧云春雷碾车。绕屋杏花已千树，本来弘誓愿犹赊。牛山①斤斧嗟童札，八苦②交煎日销烁。侵寻二竖入膏肓，翻谓医无对症药。众生稽首大医王，只此慈悲是道场。乞与壶卢方寸匕③，扫除热恼作清凉。先生笑许还颠倒，本自无疮勿伤了。愿天生好人行好，大地含灵④偕不老。

钱真常先生<small>讳千秋</small>

夸毗⑤争委蜕⑥，混沌凿以工。瞢然⑦夭性灵，而咎天无功。厥有至人手，挥篲振鸿濛⑧。女子亦知姓，三折道⑨乃崇。

---

① 牛山：山名。在今山东省淄博市。春秋时齐景公泣牛山，即其地。
② 八苦：佛教语，即是生苦、老苦、病苦、死苦、爱别离苦、怨憎会苦、求不得苦、五阴盛苦。
③ 壶卢方寸匕：壶卢，即葫芦，是古时医师装盛仙丹妙药的法器；方寸匕，古代量取药末的器具，其状如刀匕，一方寸匕大小为古代一寸正方，其容量相当于十粒梧桐子大。
④ 含灵：指具有灵性的人类。
⑤ 夸毗：指以谄谀、卑屈取媚于人。
⑥ 委蜕：谓自然所付与的躯壳。
⑦ 瞢（méng 萌）然：糊涂貌。
⑧ 鸿濛：宇宙形成前的混沌状态。
⑨ 三折道：医道。

餐兮返其孩，举世无顽癃。济济称寿民，夙愿敦所通。谁谓娲石远，室尔城市中。相对南北峰，嵯峨日曈昽①。

冯参之文学 讳赞

上寿无过八千万，大椿冥灵②养所鞯③。尘情④戕尔如拉枯，至道引之若操券⑤。池饮垣视⑥膏肓苏，老安少怀平等愿。斯堂遥跻南极光，应有胡麻为炊饭。

陈公斐太史 讳美发

壶公⑦少行市，青霞煮石髓⑧。药湿龙煤⑨寒，丹溶蝌字紫。驭气知长劫，何运亦何死。琼花⑩脍玉麟⑪，金诀芬秋芷。曾图榖城⑫别，云何教儒子。天风荡广寒，已过杏花里。

---

① 嵯峨日曈昽：嵯峨，高耸的山；日曈昽，日初出渐明。

② 大椿冥灵：大椿，古寓言中的木名，以一万六千岁为一年；冥灵，神话中的树木名。

③ 鞯（jiàn 建）：重、再。

④ 尘情：犹言凡心俗情。

⑤ 操券：比喻事成有把握。

⑥ 池饮垣视：相传扁鹊饮上池之水三十日，得见垣一方人。

⑦ 壶公：传说中的仙人，他常悬一壶于市肆中出诊，市罢辄跳入壶中，一般人不能见到他。后来历代医学家学成开业为人治病，多称之为"悬壶"，称颂医生常用"悬壶济世"。

⑧ 石髓：即石钟乳，古人用于服食。

⑨ 龙煤，龙脑香焚烧后的余烬。

⑩ 琼花：一种珍贵的花，叶柔而莹泽，花色微黄而有香。

⑪ 玉麟：麒麟的美称。

⑫ 榖（gǔ 古）城：位于今济南市平阴县东阿镇，相传为齐桓公所筑，是春秋齐国名相管仲的食邑。

顾山臣先生讳圤

引舌饶长说，人皆惑有生。佛慈三按指，市价一知名。假手拈荃草，如山富石英。峙仁存静的，等智出平衡。野散间鸡犬，家怡古性情。水云恒效变，蜎蠕①尽推诚。至味根因入，微机踵息行。洞然吾与子，莫逆在分明。

王六宜先生讳尊生

佛说药王品，肯发真实愿。愿护上善人，一切寿无算②。良哉居士心，如见药王面。

贺复庵先生讳万一

粉署③谁家异市廛④，南州高士隐壶天。指挥运气大司命，游戏文章小品禅。仙剂无方休问药，神工有主莫论年。春风犹恐分遐迩，更著新书到处传。

章无太孝廉讳简

武林多佳山，谁为乐山想。至人解天弢⑤，澹⑥与道相赏。

---

① 蜎（xuān 宣）蠕：即蜎飞蠕动，虫豸之属飞翔或蠕蠕而行。借指能飞翔或爬行的昆虫。
② 算：原作"筭"，从字形和押韵上看当为"算"字。
③ 粉署：即粉省，尚书省的别称。
④ 市廛（chán 谗）：指店铺集中的市区。
⑤ 天弢（tāo 涛）：谓天然的束缚。
⑥ 澹：恬淡寡欲。

福来无所营，乃为天帝奖。翩美徐夫子，清风良足仰。蚩①世昧尊生，方家半卤莽。妙手探玄秘，鸿术非细响。济世何劳劳，前身疑药上②。誓以百年身，安危世所仗。汉庭重野贤，应给灵寿杖。

陈白室先生讳禄

借树逃孤影，寻苔补旧踪。坐常方病鹤，窗忽下真龙。砭俗开诗箧，搜微备药笼。因为杞人问，剂国竟何从。

顾山臣先生讳卦不佞四秩见赠

出作孤明下指微，人颐人耄息于机。赤尘远望医门止，白首难忘古道非。固此不坚躯与世，修将如幻法为衣。试揩净眼当清夜，草木何天不可飞。

曹子虚先生讳羲

垂簾隐湖墅，灵寿③悬青囊④。种德广仁术，好生推愿王。课儿捣玉屑，引鹿啣金光。几度归何晚，春风采药忙。

曹孟弢词长讳有光

秉君好生念，道化欲无穷。三指鉴呼吸，一壶展玲珑。愿

---

① 蚩：原作"蚩"，疑即"蚩"字，古同"嗤"，讥笑。
② 药上：指药上菩萨。
③ 灵寿：借指手杖。
④ 青囊：古代医家存放医书的布袋。

将人寿固，期以松年同。神气每安宅，精灵养全功。何时授真饵，门掩杏林红。

徐孟夌先生讳翮

采药曾从海上还，烟村久矣寄柴关①。一庭朱草长生果，半七玄霜上寿颜。洒落襟期泉石里，游邀瓢笠水云间。与君共托南州侣，可有刀圭②疗我顽。

吴山子先生讳应升

劳生天地间，谁分贵与贱。日出各有营，智愚交相衒③。膏火既相煎，形骸能无变。养生理全亏，人寿安得羡。明哲痛念兹，托术亦云遍。儒貌佩禅心，精艺时巧现。生理挈还人，昏旦恒不倦。愿寿颜④其斋，名实融一片。余幸获神交，述言酬深眷。珍重物外情，努力祈自荐。

冯千里先生讳维圻

知君神契崆峒上，云物收来尽是医。岂似参同⑤多注脚，总然胎息⑥也支离。淫胜间气随时变，补泄奇功任尔为。妙理祇存章句里，永年今喜诵商贻。

---

① 柴关：犹寒舍。
② 刀圭：原是中药的量器名，此借指药物。
③ 衒（xuàn 炫）：迷惑，惑乱。
④ 颜：题止。
⑤ 参同：指《周易参同契》。
⑥ 胎息：道家的一种修炼方法。

沈无奇先生 讳士奇

圣人治未病，药王寿众生。吉凶患恻然，后贤有同情。陡发一弘愿，气数若可更。调驭在物先，物莫与为撄①。眇②论启奥秘，微机振聋盲。累累千万言，造化任纵横。轩岐揖同堂，近代谁能京③。予苦滞宿疴，解厄赖慈明。

郭太希先生 讳必声

停舟凝望怪晴霞，红杏春风早放花。争道主人工鸟戏，每教稚子辨蛇车。闲来煮石皆成饵，市上悬壶即当家。不惜平分寿无量，秖缘金鼎富灵砂。

开子法师 讳崇端

君愿广且密，君心仁而静。得其寿之源，不虚世所请。一廛④落应身，时时发深省。春红布杏光，秋清弄月影。发不碍真禅，万热寸衷⑤冷。惟余采芝忙，根茎了妄耆。澄潭夜有蟾，抱道在人境。

心海法师 讳广宾

吁嗟寿不齐，赖君发弘愿。七端平等春，指下神明券。经

---

① 撄：扰乱。
② 眇：小，低微。
③ 京：大。
④ 一廛：古时一夫所居之地。
⑤ 寸衷：心意。

有阿伽陀①，香雪生异苗。采采出笼中，饮世为松乔。君不是浮玉山头徐灵府②，手挽疲癃③跻太古。耕凿④起居长如此，不灾不害不老死。

心宗法师<small>讳大善</small>

愿为长寿佛，朝参西方禅。愿作老人星，日饮南极泉。施此草木精，绵延无病年。示被莲花胎，引领唯心传。神寿同太虚，形寿齐古仙。登兹愿寿堂，尔我形神全。

汰如法师<small>讳明河</small>

吾病顽无赖，君言治有方。一丸小能力，三指神如光。睡验元气在，面分秋花黄。相期道机熟，感念应弥长。

古德法师<small>讳大贤</small>

离离原上草，畏彼雪与霜。挺挺域中士，咸为利欲戕。伟哉耆域师⑤，室中秘青囊。饮彼上池水，杏林发殊香。弱丧欣所赖，多寿安且康。我来忽邂逅，形神两相忘。愿同沉疴辈，

---

① 阿伽陀：药名，梵语 Agada 的音译。意为万应灵药。
② 徐灵府：道士，号默希子，钱塘（今浙江杭州）天目山人。
③ 疲癃：曲腰高背之疾。泛指年老多病或年老多病之人。
④ 耕凿：泛指耕种，务农。
⑤ 耆域师：指耆域和尚，原是印度人，到处游方，会治病。

携手归空王①。细参无量寿②，游于无何乡③。

觉海法师 讳元神

闻乘菩萨戒，行道隐医师。但愿人多寿，宁论礼下为。攒眉逾已病，援手出心慈。更有恒兼逸，因图九咏诗。

灵隐开士 讳永阒④

群情均天年，胡为见延促。倏忽窦凿开，混元机尽剧。圣古称岐黄，为经于缘督⑤。欣子蕴素奇，玄理知饱沃。仰攀大愿王⑥，和合诸药属。拯彼婴患徒，脱然去涂毒。能无寿者心，兹予最上勖⑦。

文则开士 讳范行

古墅沦真隐，春晖驻草堂。暖风吹竹牖，甘露缀花墙。理得秋之月，慈推愿独王。因思董夫子，不易赠斯章。

世躬上人 讳际可

山露凝秋清，山木贵无恙。中有拥肿生，忘情脱斤匠。如

---

① 空王：即为佛的别称。
② 无量寿：极言高寿，长生不老。
③ 无何乡：原指没有任何东西的地方，后用以转指空想的或虚幻的境界，或指梦境。
④ 阒（qù 趣）：形容寂静。
⑤ 缘督：谓守中合道，顺其自然。
⑥ 大愿王：指普贤菩萨
⑦ 勖（xù 序）：勉也，勉励。

君多疾门，洞视人肝脏。夭札似云来，相资苦千状。以寿与人延，以术与天抗。膏雨泽寒畍，条风①醒凋丧。下指为有权，推心正无量。

武来上人讳祖绳

人人寿无量，生死海应竭。有涯较无涯，办②心徒屑屑③。药性亦不齐，医门宁改辙。所秉辛与酸，草木寿同别。夭彼草木年，益人心地血。万物抱一和，医王故不拙。一脉制百病，利器遇根节。君能卖所愿，家喻而户说。宁将苦口利，安坐当禅悦。松柏矜岁寒，新枝更相迭。

群古上人讳性淳

中夜起仰视，老人星④煌煌。人皆挟所愿，冀免于稚殇⑤。譬之咸巫辞，祝致皆文章。千岁万岁声，诅作恒满堂。无征一日寿，安得几羲皇。惟君运三指，与佛齐无方。非徒烹草木，对面为医王。期颐⑥终委蜕⑦，浩愿固汤汤⑧。

---

① 条风：一说，东北风，又名融风，主立春四十五日。一说，东风，又名明庶风，主春分四十五日。
② 办：通"辨"。
③ 屑屑：劳瘁匆迫貌。
④ 老人星：亦叫南极老人星，寿星，是船底座主星，在中国传统天文系统里是位于井宿的老人星官里唯一肉眼可见的恒星。
⑤ 稚殇：未成年而死。稚，幼也。
⑥ 期颐：指百岁。
⑦ 委蜕：此用为死亡的婉词。
⑧ 汤（shāng 商）汤：广大貌。

梦曙上人_{讳方宜}

斯人获其生，慎矣审畴昔①。鉴知炎帝心，眉寿宁论百。复展瞿昙②籍，钦誉金绳③陌。导彼育芙蕖④，引彼茹松柏。一以离垢氛，一以固津液。神虑由恬怡，肤腠自光泽。肯逐岁月摧，讵⑤受阴阳易。广被戴天者，均作长年客。殊途无异趋，相期遐龄益。

诺如上人_{讳严允}

铭衷无异祝，愿言龟鹤年。玉液有良剂，齿发终牢坚。交臂岂如故，沧桑亦变迁。月可使炎热，日能令倒旋。庶类自纷薄，胡能因绵延。羡彼卓荦者，智力回先天。耄耋同孺孩，容貌常娟娟。旷哉永龄术，芬馥春风前。

韵雪上人_{讳弥高}

乌兔如循环，霄壤岂荣槁。山谷蕴丹豯，洪崖发难皓。继迹借嗣伯，玉斝⑥炼珍草。吾人欣有托，委志能绥保。得驻婴孩时，诚存安足祷。云螭备我乘，瀛莱亦我道。相与视无生，

---

① 畴昔：往昔，从前。
② 瞿昙：释迦牟尼的姓。
③ 金绳：佛经谓离垢国用以分别界限的金制绳索。
④ 芙蕖：荷花的别称。
⑤ 讵（jù 拒）：岂，怎。
⑥ 斝（jiǎ 甲）：酒器。

盘桓独不老。矧有黠慧①人，六微久深讨。更阅养生书，玄虚自幽抱。誓俾彼容光，寒暄恒美好。椿灵冠紫烟，芝彩未云捣。南山虎已驯，杏莩令开早。君子富德楹，永年以为宝。

水一上人 讳溥洽

俦能无愿霄壤间，泽人润已自深浅。惟知扰扰学攀龙，谁复虚心问牛喘。锦心电目草野人，满腔热血逾卢扁。青毡不暇暖华堂，秋林在在春风转。一七神楼竞末年，原功不在沉疴免。忽忆先王泣罪心，此心复倩先生显。日可羁兮空可量，洪慈佳愿无能衍。

文豁上人 讳大绮

下榻焚香未始闲，偶然锄杏出青山。烟霞泉石真为病，吾也从兹乞一丹。

---

① 黠慧：机敏聪慧。

校注后记

　　《运气商》为孤本，目前仅存藏于中国中医科学院图书馆的崇祯七年（1634）甲戌本，作者为明代徐亦稚。徐亦稚，生卒年不详，根据本书序跋等得知其字季孺，浙江武林（今杭州）人，主要生活在明末。徐氏自幼学儒，才华出众，刻苦钻研，后因运气学之兴起，徐氏认为其中仍有发挥余地，于是放弃科举，转向研究《内经》。《运气商》一书正是徐氏研究《内经》运气学的心得之作。

　　本书为孤本，难得一见，所幸被影印收入《中医古籍孤本大全》中，影印质量颇佳，而且字迹工整清晰，漫漶字极少，内容完整无缺。本书校注主要采用本校、他校、理校等方法，通过对比分析、考证推理，指出和纠正《运气商》在流传过程中发生的各种字词错误。本书是针对具有一定中医和古文基础的读者，所以常识性的中医术语和浅显的古汉语字词，本书不予以注释。

　　书中难度最大的一段文字是"运气商弁言"，其中有不少冷僻的词语，不见于辞书，这令此段文字的标点和注释难度颇大。校注者通过检索发现《艺文类聚·八十一卷》所引《汉武内传》有相似内容："其太上之药，乃有风实云子，玉津金浆，冥陵麟胆，炎山夜日，东掇扶桑之丹椹，俯采长河之文藻，大真红芝，九色凤脑，有得食之，后天而老，此太上之所服，非众仙之所宝也。次药有斑龙黑胎，阆风石髓，蒙山白凤之肺，灵丘苍鸾之血，有得服之后，后天而逝，此天帝之所服，非下仙之所逮也。其次药有丸丹金液，紫华红芝，五云之浆，玄霜绛雪，若得食之，白日升天，此飞仙之所服，非地仙之所见。其下药有松柏之膏，山术姜沉精，菊草、泽泻、苟杞、茯苓、菖蒲、麦门冬、巨胜、黄精，草类烦多，若有数千，子得服之，可以延年。"从而得知"冥陵胆""长河藻""白凤肺""苍鸾血"为传说中的药物，对此段文意豁然开朗。

　　本书主旨正如"凡例"所言：一是惟在发明运气一说，偏举气化之理；二是撮运气之要，阐扬病机治法；三是揆之以理，参之以时，详审变通立方。虽为深奥宏博之学，浩繁而难入，玄渺而近迂，亦令其简要易学，人皆得而知之，则由浅入深而能用之。与一些重视推演、繁复串述图表的运气著作不同，徐氏以自己的见解，深入浅出地论述自己对运气理论的发明。例如，徐氏没有纠葛在南政与北政、脉之相应与不应，以及"天地之变无以脉诊"等芜杂烦论之中，而是据脉理和临证经验提出"风寒湿者，脉多浮弦紧，火暑燥湿者，脉多浮洪大"，认为不必拘泥于"左手人迎之脉大三倍于气口，则为外感，右手气口之脉大三倍于人迎，则为内伤"之论断。

　　本书是徐氏个人阐发和精解运气理论，以及运气理论运用于临床的验案，每则都是独立成篇，篇幅短小精悍。其书名为《运气商》，有与读者商榷之意，因此其所阐述的一些观点则尚待读者自行明辨。

总　书　目

I

本　草

IV

V